LA BIBLIA,

LAS DISCAPACIDADES

Y LA IGLESIA

UNA NUEVA VISIÓN PARA LA IGLESIA

AMOS YONG

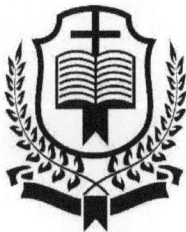

PUBLICACIONES
KERIGMA
'Εν άρχῆ ἦν ὁ Λόγος

LA BIBLIA,

LAS DISCAPACIDADES

Y LA IGLESIA

UNA NUEVA VISIÓN PARA LA IGLESIA

AMOS YONG

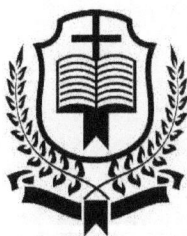

PUBLICACIONES KERIGMA

Ἐν ἀρχῇ ἦν ὁ Λόγος

www.publicacioneskerigma.org

Publicado originalmente en ingles bajo el título:
The Bible, the Disabilities and the Chruch: a New Vision of the People of God
Wm. B. Eerdmans Publishing Co. 2140 Oak Industrial Drive N.E., Grand Rapids, Michigan
49505

www.eerdmans.com

Diseño de Portada: Publicaciones Kerigma

Traducido con Permiso: Traducciones Kerigma

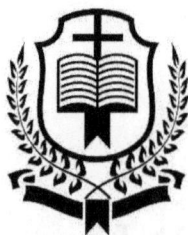

PUBLICACIONES
KERIGMA
Ἐν ἀρχῇ ἦν ὁ Λόγος

ISBN: 978-1-948578-04-2

Pedidos: 971 304-1735

Dedicatoria

W. Stanley Johnson,

Irv Brendlinger

&

Susie C. Stanley

Tabla de Contenido

Prefacio para la Traducción al Español

Agradezco al Obispo Jesús Escudero Nava por sus esfuerzos de traducción y a Publicaciones Kerigma por poner este libro a disposición del mundo hispanohablante. La discapacidad no hace acepción de personas, y eso puede ser una mala noticia para todos nosotros, independientemente de qué idioma hablemos. Sin embargo, las Escrituras afirman que "Dios no hace acepción de personas" (Hechos 10:34b), y eso es una buena noticia, independientemente de nuestra lengua, etnia o habilidad, o falta de ella. Más específicamente con respecto al tema de este libro, la Biblia tiene mucho más que decir lo cual tiene una aplicación positiva para nuestra comprensión del impedimento y la discapacidad que la mayoría de nosotros podría haber oído antes, y es precisamente por eso que escribí este libro. La buena noticia es que el don del Espíritu Santo es prometido para toda carne (Hechos 2:17), de modo que, independientemente de cuáles sean nuestras capacidades físicas o mentales, Dios desea habitar nuestros corazones, transformar nuestras vidas y dar testimonio a través de nuestros cuerpos

Soy chino americano, nacido en Malasia, al igual que mi hermano menor, Mark, que tiene síndrome de Down. Si nuestra familia se hubiese quedado en Malasia, tal vez Mark no hubiera tenido la cirugía a corazón abierto que recibió (en California cuando tenía seis años) y por lo tanto ya no estaría vivo hoy. Incluso si pudiera haber sobrevivido en Malasia, la cultura de vergüenza de Asia oriental en esa parte del mundo lo habría mantenido escondido en la parte trasera de la casa, y él habría languidecido allí por el tiempo que hubiera vivido. En Norteamérica, sin embargo, Mark es y ha sido durante mucho tiempo un miembro importante de su iglesia (en la cual nuestros padres sirven como pastores). Los sesgos culturales a menudo determinan, con razón o sin ella, las oportunidades que se ofrecen a las personas con discapacidades. Una de las razones por las que escribí este libro es ayudar a los cristianos de cualquier cultura y en cualquier lugar del mundo a ver a cada persona como creada a imagen de Dios, sin importar el impedimento o discapacidad, y por lo tanto, verlos como ministros por el poder del Espíritu Santo de los dones distribuidos en su vida.

Mi esposa, Alma, es de ascendencia mexicana (aunque su familia ha vivido en los Estados Unidos por cinco generaciones), y hemos sido bendecidos con tres hijos, y mi hijo mayor también está casado con una mexicano-estadounidense. Así que uno podría decir que después de tres hijos, una nieta y treinta años de vida matrimonial, mi corazón y mi vida están ahora para siempre unidos al pueblo mexicano. Por eso es que con gran alegría doy la bienvenida a la traducción de este libro al español. Mi esperanza y oración es que los pastores y líderes de la iglesia lo encuentren un recurso útil para trabajar y crear una iglesia y congregación más acogedora para todo el mundo, independientemente de su habilidad; que las personas con discapacidades, sus familias y cuidadores encuentren de alguna manera la perspectiva de las Escrituras para una nueva auto-comprensión teológica; y que todos los creyentes estén mejor equipados para entender el deterioro y la discapacidad a la luz de la Biblia en lugar de sólo a través de los prejuicios sociales y culturales heredados, que inevitablemente distorsionan nuestra lectura de la revelación sagrada de Dios. Llegará el tiempo en que no habrá más lágrimas y esto llegará al menos en parte a través de la obra del Espíritu Santo en el mundo presente para transformar nuestros estereotipos y estigmas en actitudes y comportamientos redentores de vida que serán edificantes para todas las personas a través del espectro de habilidades.

Amos Yong

Los Angeles, California
Abril 2017

PREFACIO

El origen de este libro se deriva de la invitación a ser el sexto expositor de la serie Conferencias Pentecostales en Northwest University en Kirland Washington, en Febrero del 2010. Agradezco a Blaine Charette por la invitación inicial y por pedirme hablar específicamente de este importante tema, le agradezco también el haber organizado mi alojamiento. Agradezco a Joseph Castleberry, Jack Wisemore, Bob Stallman, Jim Huegel, Weldyn Houger, y Brad Embry por su amistad y hospitalidad. De igual manera a muchos otros en Northwest, incluyendo al estudiante Rick Benjamin quien ofreció una retroalimentación para el primer borrador de este libro.

También tuve la oportunidad de presentar una versión del capítulo cuatro con el título: *La Iglesia, el Débil y el Necio: ¿El Apóstol Pablo como el Primer Teólogo de la Discapacidad (Intelectual)?* en la Universidad Bautista de California en la ciudad de Riverside en Marzo del 2010, agradezco a Jeff Mcnair por la organización del evento y por ser un excelente anfitrión para la ocasión. Agradezco a Jeff Mooney y a los estudiantes del programa de Maestría en Estudios de Discapacidad por sus excelentes preguntas y comentarios.

Este escrito es mi primera aventura en el campo de la teología bíblica. No puedo expresar suficientemente mi agradecimiento a Kerry Wynn por haberse tomado el tiempo de revisar cuidadosamente el manuscrito en un período sumamente corto y enviarme sus serios y honestos comentarios. Kerry me abrió los ojos ante el profundo estado en el que me encontraba mirándome a mí mismo desde una cosmovisión externa (sin discapacidades), sin duda era algo irónico ya que en este trabajo trato de exponer cómo afecta el leer la biblia desde afuera o con presuposiciones. Agradezco también a Sarah Melcher y Marty Mittelstadt por la retroalimentación ofrecida en el primer borrador de este libro. También ofrezco mi agradecimiento a Timothy Lim Teck Ngern por los materiales obtenidos, sus comentarios y ayuda en los índices. Sin embargo, ninguno de las personas antes mencionadas es responsable de los errores que puedan encontrarse en el texto.

Mi agradecimiento va dirigido también a Brill Publishers por el permiso para revisar y utilizar dos de mis artículos publicados previamente en PNEUMA: *The Journal of the Society for Pentecostal Studies* 31 y el *Journal of Pentecostal Theology* 19, para los capítulos tres y cuatro.

Mil gracias a Michael Palmer decano de Regent University School of Divinity, quien ha sido extremadamente amable en su apoyo en mi jornada como académico. A mi amada Alma Yong, esposa por más de veinticinco años quien provee un cielo seguro en nuestro hogar, el lugar donde normalmente escribo. Agradezco a Dios por todas las bendiciones en el hogar y en el trabajo que han permitido que este libro sea escrito.

Estoy muy emocionado porque este libro encontró un hogar con Jon Pott y su equipo de trabajo en Eerdmans. Michael Thomson fue el primero en preguntar si tenía algo en lo que Eerdmans podría interesarse y de ahí las cosas se movieron con bastante rapidez. Fue muy agradable el haber trabajado con Mary Heitbrink cuya cuidadosa labor resultó en un texto más accesible. Estoy muy agradecido con mis amigos de Eerdmans.

Finalmente, dedico este libro a tres de mis profesores en el Western Evangelical Seminary hoy Portland Seminary en la Universidad de George Fox, los cuales sirvieron como mis asesores de tesis de Maestría en 1992. W. Stanley Johnson quien fuera mi asesor de tesis y profesor del curso de teología contemporánea que tomé en mi primer año en el seminario, en la primavera de 1990 durante el cual experimenté mi *auklarung*[1], en un sentido real mi llamado como teólogo se iniciaba en esta experiencia, conforme leía la obra de James C. Livingstone, *Modern Christian Thought: From the Enlightenment to Vatican II*, fui atrapado por sus lecturas de Descartes, Kant, Hegel, Schleiermacher, y otros. Irv Brendlinger enseñó las clases sobre Wesley y aceptó supervisar mi investigación sobre él. Sin embargo, se decepcionó porque yo no encontré a Wesley tan fascinante o relevante como él. Pero, Irv, debes saber que Wesley ha emergido como un compañero importante en mi desarrollo como erudito pentecostal y jugó un papel significativo en la teología constructiva de la ciencia y la naturaleza de mi anterior libro: *El*

---

[1] Palabra alemana para presentar el concepto de iluminación o despertar intelectual.

Espíritu Sobre Toda Carne; Pentecostalismo y la Posibilidad de una Teología Global, publicado por Baker Academic en el 2005. A Susie C. Stanley quien me enseñó sobre la historia del cristianismo y me introdujo a la Sociedad de Estudios Pentecostales cuando supo que era un Pentecostal haciendo preguntas teológicas y me animó a comenzar a publicar mis reseñas de libros… y Sussie, como bien sabes, no he dejado de publicar desde entonces.

Cada uno de estos profesores ha modelado la posibilidad de una forma wesleyana de erudición evangélica que continua informando mi identidad teológica. Gracias, Stan, Irv y Susie por compartir sus vidas conmigo porque es por la influencia de ustedes que considero que mi trabajo es también una expresión de la teología wesleyana en una tradición evangélica más amplia.

1

La Discapacidad y el Pueblo de Dios, ¿Completo o Fragmentado?

Este libro es sobre las discapacidades y también es un libro sobre la iglesia, a su vez, es un libro que explica qué significa ser Iglesia a través de la experiencia de las discapacidades. Sin embargo, no pretendo tener la última palabra sobre el tema, ni tampoco la verdad absoluta al respecto. Antes bien, escribo basado en gran parte en mi propia experiencia por haber crecido con un hermano con el Síndrome de Down.

Creciendo con un hermano con Síndrome de Down

Yo tenía casi nueve años cuando mi hermano Mark nació. Él pasó sus primeras tres semanas de vida conectado a una máquina para poder vivir ya que él no podía respirar o alimentarse por sí mismo. Recuerdo vagamente ver su pequeño y frágil cuerpo desde la ventanilla del pasillo del hospital en la incubadora donde lo tenían. Yo sabía que algo estaba mal, en parte porque mi madre lloraba mucho e incluso mi padre se veía muy preocupado y eso no era normal en él. Yo oraba fervientemente para que mi hermano se salvara y muchas personas más también estaban intercediendo con sus oraciones por él.

En aquel tiempo, mis padres eran pastores mayores de una ferviente iglesia en Petaling Jaya (un suburbio de Kuala Lumpur, ciudad capital del oeste de Malaysia), nuestra casa siempre estaba abierta a los congregantes y durante esas semanas hubo muchas personas que venían a casa a orar y a llorar con mi madre y oraban por nuestra familia. Sin embargo, nada sucedía, y me preguntaba: ¿Por qué Mark no respondía al tratamiento médico? Esas tres semanas parecieron una eternidad.

Dios respondió a nuestras oraciones y finalmente Mark vino a vivir a casa. Sin embargo, su vida aun parecía pender de un hilo, nuestra rutina diaria giraba en torno a sus sesiones de alimentación las cuales tomaban varias horas por sesión. Recuerdo una de esas sesiones muy vívidamente. Vi a mi madre abrazando el cuerpecito casi inerte de Mark mientras le gritaba a Dios desde lo más profundo de su corazón. Yo ciertamente podía sentir y visualizar su dolor y angustia y aun cuando no sabía bien que sucedía, si podía entender que Mark también sufría. Estábamos en una lucha por reconciliar nuestra fe y la bondad de Dios con el factor de que con cada respiro de Mark se podía observar la precariedad y fragilidad de su vida.

Al analizar estos hechos en retrospectiva creo que gran parte de la lucha interna que mis padres tuvieron tuvo que ver con la realidad de la cultura de vergüenza que le dio forma a la diáspora china: Los hijos con discapacidades automáticamente generaban cuestionamiento sobre si los padres habrían hecho algo para merecerlo. Este sentimiento de vergüenza cobraba mayor fuerza por la fe pentecostal que mis padres profesaban la cual enseñaba que la fe y confianza en Dios da de manera inevitable una vida abundante y llena de bendiciones. ¿Cómo creerían en nuestra predicación ahora con Mark en nuestro hogar? No obstante, Dios nos ayudó durante ese primer año. Sin duda, por las oraciones de muchos hermanos y amigos no sólo por nosotros sino también por Mark, los miembros de nuestra iglesia nos enseñaron a mantener nuestra confianza en Dios aun en medio de circunstancias difíciles.

A los dieciocho meses de haber nacido Mark, emigramos a los Estados Unidos en respuesta a un llamado que mis padres recibieron del norte de California para pastorear una iglesia de lenguaje chino. Nos establecimos en la ciudad de Stockton a unas treinta millas al sur de Sacramento ciudad Capital y unas cien millas al este de San Francisco, fue ahí donde Mark fue diagnosticado oficialmente con el Síndrome de Down, enfermedad que lleva el apellido del Medico John Langdon Down (1826-1896). La enfermedad puede ser fenotípica, cognitiva o genética. El doctor Down se enfocaba en el aspecto fenotípico (las características físicas) una frente plana, un puente nasal, un cráneo pequeño o grande, ojos sesgados (lo cuales dieron lugar el nombre de mongol por un tiempo), oídos mal formados, coyunturas extra desarrolladas, deformidades en los dedo y en los hombres; genitales no desarrollados en su totalidad, dificultades para hablar, entre otras cosas más.

El aspecto Cognitivo es el que propone las deficiencias de aprendizaje o retraso del aprendizaje. En el pasado, estos problemas de aprendizaje fueron expuestos por Alfred Simon en su examen llamado examen del coeficiente intelectual Binet-Simon. Las personas con el Síndrome de Down, no poseían la inteligencia "común" si no que era inferior y los calificaban de "tontos", "bobos", "idiotas" y similares. Investigaciones postreras revelaron que en el genoma humano el fenotipo de Down es precedido por una mutación trisómica del cromosoma veintiuno en lugar de la separación de los cromosomas. Ahora teníamos un diagnóstico médico con el cual asociar la condición de Mark, pero eso no nos ayudaba mucho para lidiar con los diferentes retos físicos que él confrontaba; las consecuencias de la fiebre, leucemia y pulmonía que confrontó al nacer afectaron su visión y sus capacidades auditivas, pies planos y un soplo en el corazón. Cuando Mark tenía seis años fue operado del corazón lo cual le permitió vivir otros treinta años (al momento en que escribo), de una vida relativamente saludable. Sin embargo, nunca quiso usar sus lentes, ni su auxiliar auditivo. Se sentía mejor sin ellos.

Dediqué mi adolescencia a cuidar de Mark, especialmente los domingos que era cuando mis padres atendían por completo a la congregación y a las actividades eclesiásticas. Mark no se pudo sentar sino hasta los cuatro o cinco años, y no gateó ni caminó sino hasta que tuvo entre siete y ocho años. Como resultado él requería de cuidado intensivo casi en todo momento. Puedo recordar quedarme con Mark en casa cuando mis padres salían a la iglesia con mi otro hermano pequeño. Yo lo alimentaba, le cambiaba sus panales, lo entretenía, mirábamos las caricaturas los domingos por las mañanas y así sucesivamente. Debo confesar, que no me preocupaba mucho por tener una carta de "Salir de la iglesia gratis" en ese tiempo especialmente porque nuestros servicios pentecostales algunas veces eran muy largos cuando el Espíritu se manifestaba.

Inicié el colegio justo cuando Mark comenzaba a andar sobre sus manos y rodillas (él comenzó a caminar rápido después de eso). No he visto a Mark muy seguido desde entonces (los últimos veinticinco años), El matrimonio y diversas asignaciones en diferentes Estados del país me mantuvieron alejado de casa. Por supuesto que visitaba a mis padres y algunas veces ellos me visitaban y traían a Mark consigo. Sin embargo, el no haber estado con Mark de forma constante no me permitió comprender apropiadamente su forma de hablar y sus modismos de comunicación también como antes.

Mark ha vivido una vida relativamente feliz y saludable. Recién llegados al país, Mark participó en una clínica del Estado de California hoy llamado: Servicio para niños californianos, ellos nos proveyeron una educación para Mark que nosotros no hubiéramos podido pagar o darle si nos hubiésemos quedado en Malasia. Conforme fue creciendo, Mark aprendió a leer y a escribir. Aunque no sabíamos a qué grado era su comprensión Mark leía la biblia constantemente, y era su libro favorito. Conforme pasó el tiempo, el aprendió a tomar el autobús para ir y regresar de la escuela, comenzó a tener amistad incluso con sus maestros y comenzó a adquirir nuevos hábitos sociales ¡como cualquier otro niño que asiste a la escuela! Incluso en un periodo de su vida Mark era un jugador de boliche que esperaba ansioso la llegada de cada otro jueves para ir a jugar con sus compañeros de clases, era el tiempo más anhelado.

Fue en la iglesia donde Mark comenzó a sobresalir, yo nunca vi evidencia de esto cuando lo vi crecer, yo recuerdo que nos quedábamos en casa los domingos en la mañana. Pero ahora, por los últimos veintitantos años Mark se ha convertido en uno de los miembros claves de la pequeña pero vibrante iglesia que mis padres pastorean. Todos conocen a Mark, él es el ujier de bienvenida no asignado, incluso es el líder de adoración no asignado, el levanta sus manos de forma expresiva y menea sus pies con gran gozo aun cuando esté fuera de ritmo, en ocasiones ora en voz alta, al grado de hablar en otras lenguas. En resumen él es un líder, no desde la plataforma sino desde el ejemplo entre los congregantes. Durante la oración especialmente en el tiempo de ministración, Mark ora por los congregantes imponiendo manos, orando específicamente oraciones trinitarias (Padre, Hijo y Espíritu Santo), Mark es sensible especialmente con los que están enfermos, el cree en la sanidad divina (Nosotros sabemos que él ha comprendido eso por la influencia ministerial de nuestros padres), él ora por liberación de las enfermedades clamando sanidad en el nombre de Jesús.

En casa Mark dedica mucho de su tiempo a leer las escrituras, se pone a copiar a mano largas porciones de la biblia y escucha música de adoración. Él aún vive con mis padres, y por una razón u otra nunca ha trabajado, él es relativamente independiente en casa pero nuestra madre siempre está al pendiente para asistirlo especialmente en el área de cuidado de vestir. Mark ha sido un modelo del síndrome de Down, amoroso y gracioso como niño, sensitivo y tierno en sus relaciones interpersonales, pero también puede ser testarudo y necio en ocasiones, especialmente ahora en la madurez. Para mis padres, Mark es nada menos que un regalo único y especial de Dios para ellos y el mundo. Ellos lucharon desde un principio para encontrar sentido por la vida de Mark. Mi madre en especial, ha llegado a ver en Mark la milagrosa provisión divina, ella testifica sobre su vida al lado de Mark como un milagro tras otro por las muchas sanidades de su cuerpo, Mark fue rescatado de quedarse encerrado en casa a una vida pública (Lo cual es una triste realidad para muchos con síndrome de Down en el sur del país) por estar al frente de un ministerio y una iglesia, la vida de muchos profesores, doctores y enfermeras han sido tocadas por la vida de Mark y nuestra familia. Sin duda, muchas pruebas y sufrimientos han estado presentes al intentar criar a un hijo con múltiples discapacidades, tanto físicas como intelectuales, pero también ha estado presente la fidelidad de Dios en medio de estas luchas. No hay forma de negar lo especial que Mark ha sido tanto en las luchas y dificultades como en las oportunidades que su vida ha otorgado tanto a él como a nosotros y a la iglesia.

Obteniendo Sentido Teológico en un Mundo con Discapacidades

Este libro es el segundo que escribo sobre teología y discapacidades, en mi libro: *Theology and the Down Syndrome: Reimagining Disability in late*

Modernity[1], reflexioné sobre mi vida con Mark y como su vida se desarrolló. Sin Embargo, como alguien entrenado en el área de la teología sistemática cuando llegó el momento de escribir un libro, lo hice desde un acercamiento sistemático. El libro es básicamente una interacción entre la teología sistemática y las discapacidades. Exploro la doctrina de la creación, la providencia, la persona y obra de Cristo (Cristología y redención), la humanidad (antropología teológica), la doctrina de la Iglesia (eclesiología), la salvación (soteriología), y la doctrina de las últimas cosas (escatología). Mi acercamiento fue principalmente teológico pero con profunda relación en metodologías interdisciplinarias, principalmente con las ciencias médicas, ciencias sociales y ciencias humanas.

En el presente libro lo que intento es enseñar cómo nuestra comprensión teológica errónea de las discapacidades se ha desarrollado a través de los siglos, y propongo analizar tales cosmovisiones con la meta de crear un mundo más hospitalario e inclusivo para las personas con discapacidades.

Los objetivos de este segundo volumen son en gran parte los mismos del primero. La vida de Marcos está detrás -y en un sentido real- dentro de estas páginas también, y aquí también continúo pensando en el significado de la discapacidad, tal como lo hice en el primer libro. Sin embargo, este libro difiere y extiende al primero en al menos tres formas. Primero, *La teología y el síndrome de Down* se escribieron principalmente para la academia teológica. Yo había llegado a ver que el discurso teológico había marginalizado la discapacidad y buscaba registrar la importancia de las perspectivas de la discapacidad en la tarea teológica. Así, mientras que los teológicamente iniciados deberían consultar *Teología y el Síndrome de Down*, este libro está dirigido también a los laicos interesados. Los teólogos no son los únicos que necesitan ser alertados sobre cómo las nociones tradicionales de discapacidad involuntariamente excluyen a las personas con discapacidades de nuestras

---

[1] Amos Yong, *Theology and the Down Syndrome: Reimagining Disability in late Modernity*, (Waco Texas: Baylor University Press 2007).

comunidades e incluso nuestras iglesias. Espero que los grupos de estudio bíblico, las clases de educación religiosa de adultos, y otras personas interesadas encuentren en este libro una discusión de los temas que son pertinentes para todas las personas, con y sin discapacidad. Tengo fe que esto no signifique que los teólogos estarán desinteresados en lo que sigue. El hecho es que todos necesitamos estar más informados sobre cómo nuestras creencias y prácticas con respecto a la discapacidad siguen siendo discriminatorias en muchos sentidos, pero no es necesario que sea así.

Segundo, *la Teología y el Síndrome de Down* era más estrictamente un libro teológico, desplegando modos teológicos de argumentación. Por el contrario, este libro se ocupa más consistentemente de la interpretación bíblica. Ahora me doy cuenta de que existe el problema de que lo que hoy llamamos; discapacidad, es anacrónico cuando se aplica a la Biblia, ya que no existe una noción bíblica directa que capte lo que el término discapacidad ha llegado a significar en la actualidad. Por lo tanto, debemos tener en cuenta que nuestra exploración de "la Biblia y la discapacidad" debe proceder con cautela, de modo que no leamos demasiado nuestro entendimiento presente en el texto bíblico. Sin embargo, si pensamos que la Biblia sigue siendo aplicable a nuestras vidas modernas -y yo, por mi parte, creo que lo hacemos-entonces necesitamos trabajar duro para cruzar al mundo de la Biblia y luego traerlo de vuelta a nuestro mundo de una manera responsable. Eso es lo que estoy tratando de hacer en este libro.

Este libro está diseñado para los laicos, pero quiero a pedir a mis lectores que revisen el material bíblico para repensar la discapacidad en nuestro tiempo. ¿De qué manera proporciona la Biblia un mapa para entender la vida de Mark y otras personas con discapacidades? Aunque ciertamente hay mucho en la Biblia que se ha leído en formas que han contribuido a la marginación de las personas con discapacidades, también creo fundamentalmente que la Biblia es redentora de la experiencia de la discapacidad[2]. Sin embargo, para ver esto, será útil para que podamos

---

[2] Por lo tanto, rechazo el enfoque "rechazista" que intenta culpar a la Biblia por la difícil situación de las personas con discapacidades, y soy ambivalente acerca de la visión "historicista", ya que esto también es inevitablemente informado por lo que yo llamo sesgos

acercarnos de nuevo a la Biblia desde la perspectiva de tales experiencias. Por lo tanto, la reinterpretación bíblica formará el corazón de cada uno de los capítulos principales de este libro. Los lectores de la *Teología y el Síndrome de Down* encontrarán en este volumen una reflexión bíblica adicional que sólo se insinúa mínimamente o incluso se ausenta de la obra anterior.

Por supuesto, debo admitir que mi formación es en estudios religiosos y teología más que en estudios bíblicos. En ese sentido estricto, estoy transgrediendo el campo de aquellos con credenciales más legítimas de las que tengo para manejar los materiales bíblicos. Pero yo justificaría mi entrada en esta área en gran medida inexplorada (para mí) de la siguiente manera: es responsabilidad de los teólogos basar sus propuestas en el libro de la iglesia, la Biblia, y esto representa mis esfuerzos para hacerlo con respecto a un tema que, sorprendentemente, aún no ha sido examinado, al menos no de una manera que tenga en cuenta toda la Biblia al hacer un argumento teológico[3]. A lo largo del camino, por supuesto, estaré aprovechando en gran medida las ideas de los estudiosos que trabajan en la interfaz de estudios de discapacidad y estudios bíblicos para fundamentar mi caso.

Finalmente, mientras que la Teología y el Síndrome de Down no estaban desprovistas de la pregunta de la praxis cristiana "¿Y qué?", su tarea principal era la revisión doctrinal y la reconstrucción teológica y la cosmovisión. En el presente volumen, sin embargo, mi enfoque continuará trabajando para proponer un nuevo retrato de lo que significa ser el pueblo de Dios que valore e incluya a las personas con discapacidades. ¿Qué significa ser "iglesia", y cómo deberíamos "hacer" la iglesia si somos capaces de superar la dicotomía que actualmente separa a algunos de nosotros que somos más

---

capaces; En cambio, leo la Biblia en la fe como capaz de instruirnos para la salvación (2 Timoteo 3:15). Para una visión general de estos diversos enfoques de la discapacidad a los estudios bíblicos, véase Héctor Ávalos, "Redemptionismo, rechazo e historicismo como enfoques emergentes en los estudios de discapacidad", Perspectivas en Estudios Religiosos 34, núm. 1 (2007): 91 - 100.

[3] Por supuesto, hay muchos libros sobre la teología y la discapacidad, y muchos otros sobre ciertos aspectos de la Biblia y la discapacidad (ver "Para leer más" al final de este libro). Mi libro intenta una lectura bastante comprensiva de las tradiciones bíblicas con un enfoque teológico constructivo en mente.

capaces de otros, pero en realidad no lo somos tanto? ¿Podemos imaginar una iglesia o comunidad cristiana en la que personas como mi hermano Mark son la norma y no la excepción? Así, contra un cuerpo de Cristo dividido entre el sano y el discapacitado me gustaría sugerir una comunión carismática del Espíritu que bendice y recibe bendiciones de personas con y sin discapacidades por igual. Mi esperanza es que cuanto más se informe a la iglesia de cómo las imágenes negativas, los estereotipos y paradigmas han funcionado para excluir y marginar a las personas con discapacidades, más podemos hacer para cambiar la situación actual.

Por lo tanto, puede ser apropiado decir que si la *Teología y el Síndrome de Down* fueron diseñados para cambiar la forma en que pensamos teológicamente sobre la discapacidad, este libro pretende transformar la forma en que vivimos con discapacidad en la práctica y especialmente en la iglesia.

En un sentido muy real, por supuesto, ambos libros son complementarios en términos de que el objetivo principal es eliminar el estigma que ha acompañado a las discapacidades y las personas que las tienen. Lo que este libro proporciona es una discusión honesta de los muchos textos que se han leído como estigmatizadores de las discapacidades, para que podamos ser más conscientes de cómo nuestros prejuicios y actitudes discriminatorias han sido históricamente justificados y cómo estos prejuicios permanecen, hasta el día de hoy, basados tanto implícita como explícitamente en tales malentendidos de la Biblia. En segundo lugar, por supuesto, mi intención es ofrecer lecturas alternativas a estos textos y poner en primer plano y recuperar otros textos olvidados que pueden servir como recursos para transformar cómo entendemos la discapacidad. Mi esperanza es que el resultado sea la creación de un mundo más justo, hospitalario e inclusivo para todas las personas, especialmente las personas con discapacidades.

La discapacidad y nuestro contexto social contemporáneo

Pero antes de continuar, necesitamos una breve orientación hermenéutica. Comencemos con nuestro lenguaje para la "discapacidad". Como ya he indicado en mi narrativa autobiográfica anterior, personas como

Mark han sido etiquetadas de diversas maneras, incluso durante los últimos 150 años. En nuestros tiempos políticamente correctos, hay presiones adicionales para que adoptemos términos no discriminatorios, por lo que hablamos de los "físicamente desafiados" en lugar de los "discapacitados físicos" o los "minusválidos". Para evitar incluso el toque de negatividad en las discusiones contemporáneas, incluso hemos intentado dejar caer la "discapacidad" de nuestro vocabulario por completo, recurriendo en cambio al lenguaje de "Capacidad física temporal" (ya que comenzamos la vida más o menos dependiente de otros, y si somos bendecidos para vivir el tiempo suficiente, tarde o temprano volveremos a ese estado de dependencia en los demás). Esta fluidez de nuestra lengua para la discapacidad refleja en parte el malestar de la cultura dominante para hablar de temas que la gente teme o no entiende.

He escogido conservar el lenguaje de la "discapacidad" en este libro principalmente porque es el que es más accesible para el fiel promedio. Sin embargo, no debemos sucumbir a la trampa lingüística de reducir a las personas a sus discapacidades. Por lo tanto, usaré el lenguaje más engorroso de "personas con discapacidades" en lugar de hablar de "discapacitados" para recordarnos que todos primero somos personas y el con o sin discapacidades tiene segundo lugar. Esto no quiere decir que las discapacidades sean meramente accidentales o que puedan ser ignoradas ya que son centrales en la vida humana. Mark, por ejemplo, es quien es precisamente por el síndrome de Down, y es inconcebible pensar en él sin la trisomía 21. Sin embargo, quien es él como persona con Síndrome de Down es todavía complejo, y sería erróneo pensar en él simplemente en términos de su composición cromosómica o reducirlo a un conjunto de características genéticas, fenotípicas o cognitivas. Del mismo modo, el lenguaje de las "personas con discapacidad" nos recuerda la riqueza de la vida, especialmente si tal vida incluye la discapacidad.

El uso de la "discapacidad" en este volumen también es genérico, porque mi intención es ser lo más inclusivo posible en cuanto al espectro de discapacidades cuyo diagnóstico médico y nomenclatura se expanden continuamente. Por supuesto, es innegable que mi propia experiencia de vida con discapacidad es principalmente por ser el hermano mayor de un hombre con síndrome de Down.

Sin embargo, como ya he señalado, Mark no puede entenderse simplemente como un hombre con discapacidad intelectual. Por supuesto que es eso, pero también tiene impedimentos físicos; También hay otros aspectos de su vida que resisten la etiqueta de "discapacidad". Y, por cierto, hay desafíos que acompañan a las discapacidades físicas, al igual que hay desafíos que acompañan la discapacidad intelectual. Aún más, los muchos tipos de discapacidades físicas, es decir, motor, perceptiva, sensorial, se oponen a la generalización. Esto es cierto también para los muchos niveles de discapacidad intelectual, que van desde leve, moderados, severos y al profundo deterioro mental - por no hablar de los tipos de discapacidad intelectual que pueden estar interrelacionados con diversas condiciones físicas-. Además, en general estoy trabajando con una comprensión de las discapacidades distinta de enfermedades temporales o enfermedades crónicas; Sin embargo, mientras que en algunos casos es muy claro que las discapacidades que podemos tener, como la paraplejía, son completamente ajenas a la gripe, también me doy cuenta de que en otros casos, como con varias formas de enfermedades crónicas, las líneas son borrosas. En este libro trataré de ser sensible a las diferentes formas y experiencias de discapacidad, aunque las personas con discapacidades tendrán que decidir por sí mismas en qué medida las siguientes discusiones sobre algunos de los casos coincidentes son relevantes para sus experiencias (o, si en algunos casos, no las reflejan). Al final, espero que mi uso genérico del término sea útil para aquellos de nosotros que estamos tratando de remodelar lo que llamamos la iglesia para que pueda ser una comunidad más inclusiva, entera y hospitalaria.

Esto plantea una nueva pregunta preliminar: ¿Qué derecho tengo como hombre no discapacitado a escribir un libro sobre teología y discapacidad?[4] Las complejidades detrás de la amplia etiqueta de

---

[4] Stanley Hauerwas reflexiona sobre esta pregunta exacta en su ensayo "Timeful Friends: Living with the Handicapped", en Reflexiones Críticas sobre Stanley Hauerwas, "Theology of Disability: Disabled Society, John Swinton (Binghamton, N.Y.: Haworth Pastoral Press, 2004), págs. 11-27.

"discapacidad" deberían hacernos desconfiar de hacer generalizaciones sobre las experiencias de personas con discapacidades aparte de sus propias cuentas.[5]

Sólo puedo decir que no intento representar en este libro a personas con discapacidades; Muchos, incluso algunos con discapacidades intelectuales, son muy capaces de representarse a sí mismos. Sin embargo, he sido tocado lo suficiente por la discapacidad que estoy motivado a repensar nuestras ideas teológicas tradicionales sobre ellas. Aún más, me he inspirado en la vida de mi hermano para desafiar a todos a reconocer nuestras prácticas eclesiales tradicionales para que podamos ser una comunidad de fe más atractiva, curativa y reconciliadora.

Sin embargo, el hecho es que soy un hombre sin discapacidades que se beneficia de vivir en un mundo que privilegia mi carencia temporal de ellas, tengo que trabajar duro para superar lo que Kerry Wynn, siguiendo a Rosemary Garland Thomson, denomina mis "prejuicios normales".[6] Por esto, me refiero a los prejuicios no examinados que las personas no discapacitadas tienen hacia la discapacidad y hacia las personas que las tienen. Estas suposiciones funcionan normativamente para que el estado inferior de las personas con discapacidades esté inscrito en nuestra conciencia. Obsérvese, por ejemplo, cómo funciona la retórica para describir a las personas con discapacidades como deshabilitadas, in-capacitadas, in-capaces, a-normales, etc. En otras palabras, las personas que no son discapacitadas toman sus

---

[5] Esta es la articulación convincente de James I. Charlton, Nada sobre nosotros sin nosotros: discapacidad, opresión y empoderamiento (Berkeley. Los Ángeles: University of California Press, 1998). En mi libro anterior, obtengo de muchas obras publicadas por personas con discapacidades físicas e incluso intelectuales.

[6] Kerry H. Wynn, "El Normado Hermenéutico e Interpretaciones de la Discapacidad dentro de las Narrativas Yahwistic", en este cuerpo Abled: Repensando las Discapacidades en Estudios Bíblicos, ed. Hector Avalos, Sarah J.Melcher y Jeremy Schipper (Atlanta: Society of Biblical Literature, 2007), págs. 91-101. Véase también Rosemary Garland Thomson, Extraordinary Bodies: Figuring Physical Disability in American Culture and Literature (Nueva York: Columbia University Press, 1997), esp. Pp. 8-9. Experiencias de las personas con discapacidades como algo no normal. Por lo tanto, se presume que las perspectivas de los normandos son adecuadas para medir las experiencias de todas las personas, lo cual invalida los puntos de vista de aquellos que no ven ni oyen de manera similar, que hacen las cosas de manera diferente o que simplemente son diferentes.

experiencias del mundo como normales, marginando y excluyendo a las personas con discapacidad.

En resumen, las personas que no tienen discapacidades tienen un sesgo normado contra las personas con discapacidades. Esta es una cosmovisión que generalmente no se cuestiona y que funciona subconsciente o inconscientemente. Sin embargo, desde el movimiento por los derechos civiles, las personas con discapacidades han comenzado a llamar la atención sobre estas actitudes y comportamientos normales que funcionan para oprimirlos.

En nuestro contexto contemporáneo, entonces, no hay excusa para no ser informado sobre los logros obtenidos en la última generación en favor de las personas con discapacidad.

Ahora tenemos la Ley de Americanos con Discapacidades, así como la Ley de Educación de Individuos con Discapacidades, junto con los desafíos relacionados con estos hitos culturales y políticos. También nos hemos beneficiado del progreso médico para que las etiologías anteriores ya no sean viables y de los avances tecnológicos que han ampliado los horizontes de lo que pueden hacer las personas con discapacidad. La teología cristiana no puede continuar como si la discapacidad fuera sólo una realidad espiritual, individual o privada; Debe tener en cuenta la comprensión contemporánea de la discapacidad informada por todos estos desarrollos.

Así como el racismo es un conjunto de actitudes culturales y estructuras sociopolíticas que privilegian la raza dominante sobre las minorías étnicas, y así como el sexismo es un conjunto similar de presuposiciones culturales y estructuras sociopolíticas que perpetúan la dominación masculina sobre las mujeres, los estereotipos negativos y las estructuras e instituciones sociopolíticas y económicas en conjunto, funcionan para excluir a las personas con discapacidad de la plena participación en la sociedad. El ableismo[7] identifica así el fanatismo normal, el chovinismo evaluativo y la injusticia

---

[7] El ableismo, es un modismo ingles no existente en español que se utiliza para la acción descriminatoria de criticar, juzgar, señalar, a personas con discapacidades, es un concepto que puede incluir rechazo, desprecio e incluso fobia.

estructural que las personas con discapacidad tienen que soportar a manos de la cultura dominante (la no discapacitada). Históricamente, e incluso a través de amplias franjas de la vida contemporánea, el ableismo supone que las personas con discapacidad son sub-humanos, amenazas a la sociedad, u objetos de piedad, temor o ridículo. Y al igual que con el racismo y el sexismo, la población excluida de la minoría interioriza los puntos de vista de la cultura dominante para que las personas con discapacidad también se entiendan y actúen de manera que confirmen los estereotipos esperados.[8] Este libro se opone a las exclusiones legitimadas por nuestra cosmovisión, y trata de desafiar las suposiciones normales con perspectivas derivadas de la experiencia de la discapacidad.

Como se desprende de lo anterior, el argumento de este libro se centra en el hecho de que la discapacidad debe entenderse no sólo en términos biológicos o médicos, sino también en términos sociales. En otras palabras, las personas con discapacidad no son sólo personas que tienen problemas físicos o mentales/intelectuales; Son personas que se enfrentan a retos empeorados por los estigmas sociales y actitudes que los subyugan. Por lo tanto, las personas con discapacidad no sólo sufren físicamente (aunque algunas realmente no pueden sufrir en este sentido en absoluto, pero las personas no discapacitadas atribuyen el sufrimiento a ellas basadas en supuestos normales), sino que también se ven afectadas por los prejuicios sociales que tienen que enfrentar cada día. De hecho, la tragedia y los males de la discapacidad tienen menos que ver con las condiciones biomédicas de los cuerpos humanos que con las repercusiones sociales de un sesgo ableista y normativo.

---

[8] Para una visión general resumida de las perspectivas educativas y pastorales, véase, respectivamente, "Ableísmo: La discapacidad no significa incapacidad", en Kent L. Koppelman y R. Lee, nuestra visión del mundo capaces. Experiencia de discapacidad. Goodhart, Understanding Human Differences: Multicultural Education for a Diverse America (Boston: Pearson / Allyn & Bacon, 2005), pp. 268-89, y Carolyn Thompson, "Ableism: The Face of Oppression as Experienced by People with Disabilities" La injusticia y el cuidado de las almas: Tomar seriamente la opresión en la pastoral, ed. Sheryl A. Kujawa-Holbrook y Karen B. Montagno (Minneapolis: Fortress Press, 2009), págs. 211-26. Una de las pocas discusiones extensas de la capacidad dentro de un marco de estudios de discapacidad, y ciertamente el análisis más sustantivo de este fenómeno hasta la fecha, es Fiona Kumari Campbell's Recent Contours of Ableism: The Production of Disability and Abledness (Nueva York: PalgraveMacmillan, 2009).

Una última palabra de precaución debe añadirse especialmente para mis lectores no discapacitados. El hecho de que podamos identificar el sesgo normal y el nombre de la discriminación de la capacidad no significa que nuestro objetivo de releer la Biblia aparte de tales perspectivas hoy en día es más fácil. Parte del desafío de la capacidad como visión del mundo, es que a menudo es difícil distinguir lo que la Biblia dice, de lo que pretendió comunicar, lo que nuestras tradiciones religiosas dicen al respecto y el cómo se nos ha enseñado a interpretarlo. Esto significa que con frecuencia presumiremos que nuestras interpretaciones normales de la Biblia son exactamente lo que los autores bíblicos pretendían comunicarnos. La tarea que tenemos ante nosotros es aplicar una hermenéutica de la sospecha no necesariamente al texto bíblico sino a nuestras propias tradiciones de interpretación que nos han enseñado a leerlo. El objetivo es cuestionar nuestras propias presuposiciones sobre la discapacidad a fin de ver de nuevo cómo es la Biblia y estas pueden ser buenas noticias no sólo para las personas con discapacidades, sino también para las sociedades con personas en todo el espectro de habilidades. Esto no será fácil, pero no tenemos otra opción que hacer el esfuerzo.

Una visión general de este libro: su método y contenido

En este libro pretendo exponer el prejuicio normal e instar a su desplazamiento y adquirir un conjunto de actitudes y compromisos más inclusivos y hospitalarios. Para ello, usaré lo que yo llamo una hermenéutica de la discapacidad, un acercamiento a la Biblia que es formado por las experiencias de la discapacidad. Más bien, dejando sin lugar a dudas presuposiciones normales, volveremos a leer y recuperar las tradiciones bíblicas desde la perspectiva de las personas con discapacidades. Hay tres elementos básicos que forman la hermenéutica de la discapacidad en este libro:

(1) Las personas con discapacidades son creadas a la imagen de Dios que se mide según la persona de Cristo, no por ningún Señor Universo o Señora. América. Como sabemos, Dios no comete errores, y las personas con discapacidades deben ser apreciadas

como únicas, incluso diferentes. Esto no quiere decir que las personas con discapacidad no experimenten desafíos únicos en sus vidas; Es decir, que todas las personas son desafiadas de manera diferente y que las luchas de las personas con discapacidad no deben ser agravadas por los sesgos y prejuicios de las personas no discapacitadas.

(2) Las personas con discapacidades son las primeras personas que no deben definirse únicamente por sus discapacidades. Más particularmente, las personas con discapacidad son agentes con derecho propio. Por supuesto, algunos son más independientes que otros, pero ahora nos damos cuenta de que nuestras perspectivas históricas que compadecían a esas personas están mal informadas. A las personas con discapacidad se les debe permitir definir sus propias necesidades y deseos, en la medida de lo posible, y deben ser consultados en lugar de cuidados paternalistas como si fueran criaturas completamente indefensas.

(3) Las discapacidades no son necesariamente un mal o defectos que deben eliminarse. ¿Debemos evitar perder un brazo o una pierna funcional si podemos? Por supuesto. Pero muchos que han perdido la funcionalidad de un brazo o una pierna llevan vidas muy productivas y satisfactorias - no necesitan ser curados. Más complicados son los discapacitados congénitos. Sin embargo, las personas que nacieron sin ciertos apéndices o que han crecido sin ciertas capacidades sensoriales viven bastante bien ajustado y una vida normal con lo que tienen. ¿Debemos tratar de "arreglar" a los que son diferentes entre nosotros para que puedan ser como nosotros? Los más problemáticos son aquellos cuyas discapacidades son una parte constitutiva de sus identidades. Mi hermano Mark es un ejemplo. ¿Cómo podemos arreglar o borrar su condición cromosómica sin eliminarlo a él por completo?[9]

---

[9] Y, por supuesto, el movimiento para eliminar por completo a esas personas, incluso antes de que nazcan, ha estado bien en marcha ya que hemos desarrollado las tecnologías para

Con estos presupuestos firmemente establecidos, nos acercaremos a la Biblia y preguntaremos: ¿Cómo podemos identificar y evitar las lecturas que excluyen a las personas con discapacidades y así fragmentar al pueblo de Dios, y cómo podemos articular en su lugar una comprensión más inclusiva de la discapacidad de los textos de la Biblia? ¿Es posible formar comunidades de fe que sean más acogedoras y más hospitalarias para las personas con discapacidades? Si es así, ¿Cómo podría la Biblia nutrir esta visión? ¿Cómo puede el pueblo de Dios ser enriquecido por las vidas y los dones de las personas con discapacidades, y qué tiene que decir la Biblia al respecto?

Los cuatro capítulos restantes de este libro constituyen una invitación para que revisemos y replanteemos nuestras opiniones recibidas respecto a lo que la Biblia dice acerca de la discapacidad. Por un lado, hay indicios claros de que las personas con discapacidades deben ser atendidas por la comunidad creyente. Por otro lado, también hay lecturas estigmatizan tés y marginales de las discapacidades y su papel en el esquema divino de las cosas que han dado lugar a una historia de exclusión y opresión de las personas con discapacidad. La cuestión central de este libro es cómo corregir estas últimas interpretaciones de la narración bíblica a la luz del evangelio -la "buena nueva"- de Jesucristo.

El capítulo 2 se centra principalmente en pasajes del Antiguo Testamento que han influido en las interpretaciones tradicionales de la discapacidad. Aquí el énfasis está en ayudarnos a comprender cómo aparecieron las opiniones tradicionales y cuáles son sus bases bíblicas, especialmente en el Libro de la Ley, y como se han promulgado tales puntos de vista. También identificaremos otros aspectos de la Biblia hebrea -de las narrativas históricas y la literatura de la sabiduría- que nos pueden ayudar a entender las discapacidades y las personas con ellas de una manera diferente y más positiva. En resumen, éste capítulo nos lanza en nuestro viaje de

---

identificar tales condiciones y poner fin a estos embarazos. Véase, por ejemplo, George Neumayr, "The Abortion Debate thatWasn't", Seattle Post-Intelligencer, domingo, 17 de julio de 2005. Este artículo está ahora en la Web: http://seattlepi.nwsource.com/opinion/232776_focus17. Html. La última vez que se accedió a este sitio fue el 16 de junio de 2010.

repensar las nociones tradicionales y de cuestionar nuestras suposiciones hermenéuticas sobre la naturaleza de la capacidad y la discapacidad en nuestra lectura del texto bíblico.

El Capítulo 3 continúa nuestra relectura de la Biblia desde la perspectiva de la discapacidad, centrándonos en Jesús y los Evangelios, en particular, Juan y Lucas. La erudición reciente sobre los textos de Lucas especialmente, ha puesto de relieve cómo el autor se basó en, pero también puso en tela de juicio los antiguos entendimientos del Cercano Oriente acerca de las correlaciones entre las apariencias corporales externas y el carácter moral y espiritual interno. Sugeriré que estas revisiones de Lucas invitan a repensar más lejos sobre las connotaciones negativas asociadas tradicionalmente con inhabilidades. Además, también desarrollaré un enfoque de la interpretación bíblica extraída de la narración del Día de Pentecostés, sugiriendo, de hecho, que las muchas lenguas de Pentecostés son indicativas también de las muchas maneras diferentes en las cuales Dios se revela e interactúa con las diversas capacidades sensoriales de seres humanos encarnados.

Esta hermenéutica de "muchos lenguajes, muchos sentidos" también ilumina cómo Dios concede a encontrarse con seres humanos con diversos niveles de habilidad y discapacidad. Basándose en el enfoque de "muchas lenguas, muchos sentidos", el capítulo 4 se relaciona con la teología de la debilidad de San Pablo en medio de sus reflexiones eclesiológicas. Por lo tanto, proporcionamos una lectura de discapacidad de la discusión de San Pablo sobre los muchos dones del Espíritu como expresiones de las diferentes capacidades de las personas con y sin discapacidades. En esta visión, la iglesia es el cuerpo de Cristo y la comunión del Espíritu que no sólo ministra inclusivamente a las personas con discapacidades, sino que también recibe la hospitalidad de esas personas. En otras palabras, lo que emerge es un pueblo de Dios más allá de la dicotomía "nosotros" y "ellos" de los "abatidos" y los "discapacitados", comunidad donde los dones de cada uno son importantes y valorados precisamente porque cada uno aporta algo esencial y único en el conjunto. De esta manera, reconsideramos explícitamente la naturaleza y las prácticas de la iglesia a la luz de nuestras "muchas lenguas, muchos sentidos" hermenéuticos.

Nuestro quinto y último capítulo gira, apropiadamente, hacia asuntos escatológicos relacionados con la doctrina de la resurrección y nuestras creencias con respecto a la vida futura. Esto implica una recuperación de varios testigos del Nuevo Testamento con respecto a la vida encarnacional y la resurrección de Cristo, para ver cómo una hermenéutica de la discapacidad proporciona una cristología "amigable para los discapacitados", y un reexamen de la cuestión de la salvación, tanto actual como escatológicamente, desde una perspectiva de la discapacidad. Esto es importante porque nuestra comprensión de la salvación y hasta la vida después de la muerte nos da forma a cómo vivimos nuestras vidas aquí y ahora.

No presumo estar proporcionando un "cúralo-todo" para las diversas dolencias de la iglesia contemporánea. Pero creo que hay mucho más que la iglesia puede hacer para ser una comunidad más inclusiva, especialmente con respecto a las personas con discapacidades. Algunos dicen que el pensamiento sostenido sobre la discapacidad es innecesario porque las personas discapacitadas constituyen sólo un porcentaje muy pequeño de nuestras congregaciones. Sin embargo, yo repito que esto es probablemente porque la iglesia comunica el mensaje "no eres bienvenido aquí" a las personas con discapacidades. Además, hay más y más discapacidades "ocultas" que no son fácilmente perceptibles, así que ¿cómo sabemos que en realidad hay pocas personas con discapacidades en nuestras iglesias? Por último, pero no menos importante, los desafíos relacionados con la vida con discapacidad será experimentado por todos si viven el tiempo suficiente, a pesar de cualquier ayuda médica y avances tecnológicos que se puedan desarrollar. Algunas personas pueden resistirse a asociar las luchas de ser mayores con las de las personas con discapacidades. Mi enfoque, sin embargo, está menos en el porqué de nuestros desafíos que en el hecho de nuestras creencias y prácticas excluyentes y discriminatorias. Por lo tanto, estoy sugiriendo que la discapacidad debe ser una preocupación actual para todos nosotros, aunque sólo sea porque todos tendremos, a su debido tiempo, que enfrentar los problemas que algunos de nosotros vivimos con cada día.

34

2

Santidad, el Pacto y el Antiguo Israel

Exclusión, Inclusión y Discapacidad

Introducción

Nuestro enfoque en este capítulo está en la Biblia Hebrea/Antiguo Testamento.[1] Comenzamos aquí porque es el fundamento sobre el cual se desarrollan las escrituras cristianas, y porque proporciona un punto de entrada principal en el argumento central de este libro: la Biblia se ha leído en formas que han presentado las discapacidades negativamente, sin embargo, la interpretación bíblica puede y debe ser redentora para las personas con discapacidades hoy en día.

Para comenzar esta tarea, veremos cómo las presuposiciones normales han sido alimentadas por una lectura superficial de lo que el Antiguo Testamento dice acerca de las discapacidades, y cómo esto ha resultado en una cosmovisión capaz de seguir estigmatizando, marginando y excluyendo a las personas con discapacidades de nuestras comunidades, aún hoy.

---

[1] Como soy cristiano, soy parte de una larga historia de lecturas cristianas de "Antiguo" y "Nuevo" Testamento. Sin embargo, una visión históricamente supercesionista debe ser desafiada. En este libro, retendré la referencia del "Antiguo Testamento" al hablar de las interpretaciones de la tradición cristiana de esta parte del canon bíblico, pero adoptará la nomenclatura de "Biblia Hebrea" o "Primer Testamento" en la mayoría de los otros casos, especialmente en el contexto de la recuperación constructiva desde una perspectiva de discapacidad.

Hay cuatro secciones en este capítulo. Comenzamos con dos pasajes cúlticos y legales en la Torá – uno de Levítico y el otro de Deuteronomio – que creo que son fundamentales para las visiones históricas sobre la discapacidad en la tradición occidental. A continuación, veremos cómo hasta los intentos teológicamente sofisticados de volver a leer estos textos han perpetuado, incluso involuntariamente, en lugar de aliviar los entendimientos negativos de la discapacidad como tradicionalmente formulados. Esto nos invita, en tercer lugar, a expandir nuestros horizontes a otros géneros del Primer Testamento, especialmente a la literatura histórica y de sabiduría, para desarrollar más las perspectivas de la discapacidad que ofrezcan una opción más amigable y redentora en las Escrituras Hebreas. Esto conduce, en cuarto lugar, a una lectura desde la discapacidad en los Salmos de lamento, particularmente el Salmo 44, con el fin de extraer una perspectiva social de la discapacidad desde la Biblia Hebrea para una teología contemporánea de la discapacidad. Continuamos este capítulo con un resumen de los desafíos que se han identificado y los logros obtenidos.

Discapacidad, Santidad y el Pacto

Mientras que varias formas de lo que ahora llamamos discapacidad se mencionan de manera diversa a través del Pentateuco, hay dos pasajes dentro de sus páginas que han dejado un largo legado de percepciones negativas con respecto a los impedimentos físicos. La primera, parte del código Levítico con respecto a la obra de los sacerdotes, no se permite a los discapacitados hacer la ofrenda de sacrificio en el Lugar Santo. El segundo, discernible en varios lugares a lo largo del acuerdo del pacto al final del libro de Deuteronomio iguala los males y las enfermedades con maldiciones divinas. Tomados en su sentido claro y literal, estos textos han funcionado para estigmatizar la discapacidad en la tradición teológica.

En esta sección, reproduciré las secciones pertinentes de ambos pasajes y haré algunos comentarios preliminares sobre sus implicaciones para comprender la discapacidad.

Levítico 21:17-23 dice lo siguiente:

17 que le dijera a Aarón: «Ninguno de tus descendientes que tenga defecto físico deberá acercarse jamás a su Dios para presentarle la ofrenda de pan. 18 En efecto, no deberá acercarse nadie que tenga algún defecto físico: ninguno que sea ciego, cojo, mutilado, deforme, 19 lisiado de pies o manos, 20 jorobado o enano; o que tenga sarna o tiña, o cataratas en los ojos, o que haya sido castrado. 21 Ningún descendiente del sacerdote Aarón que tenga algún defecto podrá acercarse a presentar al Señor las ofrendas por fuego. No podrá acercarse para presentarle a su Dios la ofrenda de pan por tener un defecto. 22 Podrá comer de la ofrenda de pan, tanto del alimento santo como del santísimo, 23 pero por causa de su defecto no pasará más allá de la cortina ni se acercará al altar, para no profanar mi santuario. Yo soy el Señor, que santifico a los sacerdotes».[2]

Al menos tres comentarios son pertinentes para cualquier aplicación inicial de este texto que justifica una teología exclusiva de la discapacidad. Primero, estas prescripciones deben entenderse dentro del marco más amplio del código de la santidad en Levítico. Si la primera mitad del libro (Lev. 1-16) se refiere a los rituales apropiados que Israel necesitaba promulgar, la segunda mitad (Lev. 17-27) se enfoca sobre los mandamientos de comportamiento relacionados con la santidad requerida a lo largo de Israel.[3] En este contexto, Levítico 21-22 como un todo se centra en las leyes que gobiernan el sacerdocio, como no tocar a los muertos, observar las restricciones matrimoniales, cumplir con los estándares de solidez física y participar de la comida sagrada. La discapacidad es, pues, uno de los muchos mecanismos de exclusión, por los que este pasaje no debe entenderse como un ataque injusto a una cierta clase de personas

---

[2] El poder persistente de este texto se puede ver en su recepción por la comunidad de Qumrán cientos de años después.

[3] Esto es ampliamente reconocido entre los intérpretes contemporáneos de este libro, como es capturado en el subtítulo de *Leviticus* de Jacob Milgrom *Book of Ritual and Ethics* [Un libro de Ritual y Ética] (Minneapolis: Fortress Press, 2004). Confío en este exegeta judío en parte porque su trabajo ha sido recibido como autoritativo por los eruditos cristianos también.

Segundo, no se debe ignorar que las proscripciones descritas se refieren solamente a la ofrenda de los sacrificios en el Lugar Santísimo, no a la comida de sacrificio. En otras palabras, los levitas o sacerdotes enfermos no estaban completamente excluidos de las funciones sacerdotales, sino sólo de acercarse al Lugar Santísimo y, al parecer, a todas las actividades que se hubieran de realizar en ese espacio. Pero fuera del Lugar Santísimo, podían participar en las actividades sacerdotales, incluyendo la participación de las comidas de sacrificio ofrecidas (por otros sacerdotes sin defecto) en el Lugar Santísimo.

Por lo tanto, las lecturas contemporáneas de la discapacidad obviamente querrían notar que este texto no excluye a las personas con discapacidad en su totalidad de su vocación sacerdotal, ni tampoco las discapacitadas son la única categoría de personas excluidas del sacerdocio aarónico. Sin embargo, la diferencia entre sacerdotes defectuosos y sin defecto es insistente aquí. El Señor indica que la presencia de aquellos con defectos en el santuario profanaría la santidad divina. Por lo tanto, cualquier intento de minimizar las diferencias entre aquellos con y sin defectos ignora la justificación proporcionada en el texto para tal distinción.

En tercer lugar, quiero simplemente registrar lo observado por otros: que los defectos especificados en este texto son todos visualmente identificables. (En principio, incluso los testículos aplastados son perceptibles visualmente). Obsérvese que no hay prohibición que impida a los sordos o que tienen otras formas de discapacidad sensorial ofrecer los sacrificios. Los intérpretes judíos han sugerido que, si bien hay un criterio estético en el trabajo en este pasaje, debe estar subordinado al énfasis de la Biblia hebrea en que Dios elige a un pueblo pobre y marginado para sí mismo[4].

Es bueno minimizar las repercusiones negativas del texto para las personas con discapacidades. Sin embargo, estas consideraciones no responden a la pregunta principal que ha sido repetidamente planteada por las interpretaciones populares: ¿Por qué tales discapacidades profanan y por

---

[4] Ver a: Tzvi C. Marx, *Disability in Jewish Law*, Jewish Law in Context 3 (London and New York: Routledge, 2002), esp. ch. 8.

lo tanto están excluidas de la presencia divina? La respuesta corta, sostenida por una lectura normal a través del libro de Levítico es; que la santidad ritual y ética son características de la pureza, belleza, perfección y vida del Dios de Israel. Antes de desarrollar este tema y responder desde una perspectiva de discapacidad, veamos lo que Deuteronomio tiene que decir acerca de la enfermedad, los impedimentos y la discapacidad.

La estructura de Deuteronomio 28 -que será nuestro centro de enfoque- es parte de un texto más grande que es similar y diferente de otros tratados antiguos del Medio Oriente que articulan acuerdos de pacto entre una deidad y un pueblo. El Deuteronomio incluye un prólogo histórico, una estipulación básica de lealtad, cláusulas de pacto, invocación de testigos, bendiciones/maldiciones, una imprecación e instrucciones para el depósito final del documento. Tiene el carácter de un documento fundacional para un pueblo, particularmente en términos de especificar la relación de la gente con su deidad y cómo esa gente puede seguir siendo próspera a pesar de varios desafíos de otros grupos en el ambiente más amplio[5].

Dentro del largo pasaje con respecto a maldiciones por desobediencia (Deuteronomio 28:15-68), hay una serie de referencias a dolencias físicas y sus discapacidades concomitantes que deben ser observadas:

(1) "El Señor hará que la peste se aferre a ti hasta que te haya consumido de la tierra a la que estás entrando a poseer. El Señor os afligirá con tisis, fiebre, inflamación, con el calor ardiente y sequía, con la plaga y el moho; Te perseguirán hasta que perezcas" (versículos 21-22). Estas tribulaciones son algunas de las maldiciones que sobrevendrán a Israel si desobedece a los mandamientos y decretos de Dios y abandona al Señor (versículos 15, 20). En sentido estricto, sin embargo, tenga en cuenta que estos se identifican con mayor precisión como enfermedades y no como discapacidades; volveremos a este tema en un momento.

---

[5] Patrick D. Miller, *Deuteronomy* (Louisville: John Knox Press, 1990), pp. 3-4.

(2) "El Señor os afligirá con las úlceras de Egipto, con tumores, sarna y picor, de los cuales no podrán ser sanados. El Señor te afligirá con locura, ceguera y confusión mental; A mediodía andaréis a tientas como los ciegos palman en tinieblas, pero no hallaréis vuestro camino; Y seréis continuamente maltratados y robados, sin que nadie os ayude" (versículos 27-29). Ahora es importante observar que estas maldiciones siguen la amenaza divina para derrotar a Israel ante sus enemigos (versículo 25). Por lo tanto, así como los egipcios fueron infligidos con plagas físicas, Israel se verá atribulado con diversas enfermedades físicas si persiste en romper su parte del acuerdo de pacto con el Señor. Así que, las maldiciones tienen menos que ver con las discapacidades en este contexto y más con la derrota militar de un pueblo de Dios desobediente a manos de sus enemigos.

(3) El versículo 35 dice: "El Señor te golpeará sobre las rodillas y sobre las piernas con llagas dolorosas de los cuales no puedes sanar, desde la planta de tu pie hasta la coronilla de tu cabeza". Veremos cómo los efectos de esta maldición puede haber sido comprendida cuando examinamos el caso de Job más adelante en este capítulo.

(4) "Si no observáis con diligencia todas las palabras de esta ley que están escritas en este libro, temiendo este glorioso y temible nombre, Jehová vuestro Dios, entonces el Señor abrumará tanto a vosotros como a vuestra descendencia con duras aflicciones y enfermedades graves y duraderas. Él traerá sobre vosotros todas las enfermedades de Egipto, de las cuales temíais, y se aferrarán a vosotros. Cualquier otra enfermedad y aflicción, aunque no esté registrada en el libro de esta ley, el Señor te infligirá hasta que seas destruido" (versículos 58-61). Este conjunto final de referencias que involucran dolor y sufrimiento inhabilitante y destructivo ocurre hacia el final de este largo discurso que describe lo que sucederá a un Israel desobediente. El último verso citado especifica que todas las formas de enfermedades, "aunque no estén registradas en el libro de esta ley",

atormentarán a Israel. Como tal, es lo que J. Gordon McConville llama "una cláusula que impide la ambigüedad...".[6] Israel puede estar seguro de que su desobediencia producirá sus peores temores: enfermedades, males, afecciones y dolencias de todo tipo imaginable (e incluso no tan imaginable).

Estas maldiciones de Deuteronomio han producido interpretaciones impugnadas frente a la discapacidad. En primer lugar, como ya se ha indicado, algunos intérpretes han señalado que las maldiciones amenazadas sobre Israel se refieren a las condiciones de enfermedad más que a discapacidad. Con la excepción de la ceguera (v. 28), ninguna de las maldiciones caería en la categoría de discapacidad, convencionalmente entendida. Pero incluso la ceguera puede y quizás debería ser -sobre todo a la luz de los versículos 28-29- interpretada metafóricamente para referirse a la confusión y desorientación que ocurren cuando los enemigos de Israel ganan ventaja en la batalla. En esta lectura, sólo lo que llamamos enfermedades, no impedimentos o discapacidades, son acusados como maldiciones, y sólo en conexión con desastres nacionales como las derrotas militares y las tragedias que las acompañan.

Concuerdo mucho con esta lectura, y creo que lleva transitado un largo camino para desenredar la enfermedad y la discapacidad. Pero no creo que eso por sí mismo permita una comprensión redentora del Deuteronomio 28. Una razón es que puede no ser posible mantener la distinción entre enfermedad e incapacidad. Es cierto que las personas con síndrome de Down o parapléjicos pueden estar completamente sanas, por lo que en estos casos, lo que demarca la discapacidad y la enfermedad es bastante claro. Sin embargo, el síndrome de Down a menudo provoca complicaciones discapacitantes, cuyas etiologías son inextricables del síndrome general. Además, también existen las complicaciones relacionadas

---

[6] J. Gordon McConville, *Deuteronomy*, Apollos Comentario del Antiguo Testamento 5 (Nottingham, U.K .: Apollos, 2002, y Downers Grove, Ill .: InterVarsity Press, 2002), p. 408.

con los efectos de guerras y conflictos sobre los inocentes (es decir, niños y no combatientes).

Muchos síndromes de posguerra incluyen afecciones crónicas que son incapacitantes. En estos casos, no es tan fácil decir que las discapacidades relacionadas con tales enfermedades físicas están ligadas de alguna manera con las maldiciones pronunciadas en el acuerdo de pacto mosaico. Por otro lado, la naturaleza específica de estas maldiciones entendidas como dolencias físicas son difíciles de identificar. Los intérpretes contemporáneos sugieren que estos incluyen, entre otras condiciones, tisis, tuberculosis, malaria, ictericia, dermatitis, difteria, elefantiasis, úlceras, hemorroides, tumores, escorbuto, enfermedad mental, eczema, viruela, tifus, tifoidea, enfermedades intestinales, disentería, etcétera.[7] Aunque esta lista fuera parcialmente correcta desde el punto de vista médico, el problema no se alivia para una teología contemporánea de la discapacidad. Muchas de estas condiciones físicas son de hecho incapacitantes, aunque no estén clasificadas en la mayoría de las rúbricas contemporáneas como una discapacidad. Por lo tanto, la presencia de tales males físicos y sus impedimentos y discapacidades acompañantes se mantienen entrelazadados con las maldiciones de desobediencia delineadas en este texto.

Esto nos lleva al corazón del problema para cualquier teología tradicional de la discapacidad: que las condiciones y dolencias incapacitantes parecen estar vinculadas con la acción divina intencionada -¡maldiciones, nada menos!- pensadas para tratar y responder a la desobediencia del pueblo de Dios. Es por ello que hasta un comentarista como Juan Calvino explicó las enfermedades que plagaron a la humanidad en términos de castigo de Dios por la pecaminosidad de la criatura.[8] En este marco, la ley divina trabaja inexorablemente para castigar el mal y lo inmoral: "Cada aspecto de la vida es maldecido: la mente y el cuerpo, la economía y las relaciones

---

[7] Jeffrey H. Tigay, *The JPS Torah Commentary: Deuteronomy* (Philadelphia: The Jewish Publication Society, 1996), pp. 262-72 y passim.

[8] Véase Juan Calvino, *The Covenant Enforced: Sermons on Deuteronomy 27 and 28*, ed. James B. Jordan (Tyler, Tex.: Institute for Christian Economics, 1990), pp. 145-47, 158-60 y 238-46, passim.

exteriores, y todo lo demás"[9]. En esta cosmovisión teológica no hay lugar para enfermedades y aflicciones y por extensión, discapacidad, al menos desde el punto de vista normal, como rasgos aleatorios o accidentales de la experiencia humana. Más bien, Dios está en control, incluso sobre las aflicciones comunes en la vida humana. Hay una cierta ironía en el comentario de Walter Brueggemann sobre este pasaje: "Toda la tradición de la fe judía y cristiana parte de la *feliz afirmación* de que el mundo está gobernado por un Dios que toma las decisiones humanas con seriedad".[10] Sí, es bueno saber que las decisiones humanas cuentan en el esquema divino de las cosas, pero no, no es tan bueno pensar que nuestros pecados incurren en una retribución divina que incluye todo el espectro de enfermedades y discapacidades.

Cuando se leen juntos, los mandamientos levíticos y las maldiciones de Deuteronomio se pone de relieve la centralidad de la santidad para las relaciones de pacto de Israel con Dios. Como observa J. Gordon McConville: "Deuteronomio muestra un fuerte interés por la santidad: el pueblo de Israel es santo, mientras que las otras naciones de la tierra son *herem*, 'dedicadas a la destrucción'... Deuteronomio está más preocupado por las demandas de "santidad" de YHWH y los dioses de las naciones. El contexto del lenguaje de la santidad en Deuteronomio es su concepto de Israel como contracultura".[11] Así, el estribillo en todo el código Levítico - Yo, el Señor, yo que os santifico, soy santo" (21:8; 19:2; 20:26; 21:15, 23; 22:9, 16, 32) - se traduce en un llamado a Israel para que sea un pueblo santo. Sin embargo, esto significa, al menos cuando el esquema de las cosas del Pentateuco se lee desde una perspectiva normal, una comprensión de Dios como el que está sin defecto y una comprensión asociada a todas las imperfecciones y enfermedades, así como las personas que las tienen, como algo impío, imperfecto y, en última instancia, simbólico de la desobediencia humana contra la ley de Dios.

---

[9] Rousas John Rushdoony, *Commentaries on the Pentateuch: Deuteronomy* (Vallecito, Calif.: Chalcedon / Ross House Books, 2008), p. 468.

[10] Walter Brueggemann, *Deuteronomy*, Abingdon Old Testament Commentaries (Nashville: Abingdon Press, 2001), p. 259; Cursivas añadidas.

[11] 11. McConville, Deuteronomy, p. 46.

¿Redimiendo la discapacidad y Levítico? Lecturas Cristianas

Esta conclusión normal es obviamente problemática. ¿Es posible redimir el Pentateuco para nuestro tiempo, y si es así, cómo? Mientras sea posible, el proceso no será fácil, precisamente debido al peso persistente de la tradición normal de interpretación.

En esta sección, voy a aclarar los retos involucrados en la participación específicamente cristiana en la relectura del código Levítico, en particular el pasaje que prohíbe a los sacerdotes marcados servir en los sacrificios.

Me centraré específicamente en el texto de Levítico 21 porque aborda la discapacidad más directamente, y porque las diversas lecturas cristianas examinadas mostrarán lo difícil que ha sido evitar lecturas normadas de este pasaje. En lo que sigue discutiré las interpretaciones clásicas/tradicionales, evangélicas/espirituales y cristológicas del pasaje de Levítico. Cualquier lectura cristiana de Levítico encuentra varias preguntas hermenéuticas. Algunas de las opciones hermenéuticas predominantes pueden ser más atractivas que otras desde la perspectiva de la discapacidad, aunque ninguna por sí sola bastará.

Una aproximación, con un linaje largo en la historia cristiana, distingue entre la ley cívica (que se limita a la antigua teocracia israelita y no es aplicable hoy en día), la ley ceremonial (que fue cumplida por Cristo) y la ley moral (que sigue transculturalmente y transtemporalmente válida). Esta postura interpretativa intenta eliminar el estigma de la discapacidad de las percepciones contemporáneas al sugerir que tales referencias ocurren en pasajes que discuten la ley cívica o ceremonial, lo cual tampoco la haríac pertinente hoy. Pero estos tres hilos no pueden separarse fácilmente,[12] y tratar de separarlos no resuelve las dificultades de cómo entender un texto en particular, como Levítico 21:17-23. Además, en el caso de este pasaje, entenderlo como ceremonialmente cumplido por Cristo plantea a su vez

---

[12] Derek Tidball, *The Message of Leviticus: Free to Be Holy* (Downers Grove, Ill.: InterVarsity Press, 2005), p. 29.

cuestiones cristológicas que pueden ser aún más opresivas para las personas con discapacidades. (Regresaremos a este asunto en breve).

Otro enfoque similar, bastante extendido en los círculos evangélicos, es ver al antiguo Israel como un paradigma de lo que significa ser el pueblo de Dios, de modo que cualquiera de sus proscripciones particulares sería (y debería) ser filtrada hermenéuticamente y se aplican selectivamente en lugar de imitarlo literalmente o promulgarse absolutamente. De esta manera, el código Levítico en particular y el código Mosáico en general proporcionan los datos de los cuales se destilan principios más universales. Esto generalmente resulta en una espiritualización del texto bíblico para que las referencias literales que se entiendan metafóricamente o simbólicamente sugieran significados morales o espirituales más profundos. En el caso de la prohibición levítica contra sacerdotes marcados, el movimiento estándar es sugerir que el texto no pretende estigmatizar a las personas con tales imperfecciones o discapacidades, sino llamar la atención sobre las deficiencias espirituales y la rebeldía que plagan a la humanidad y amenazan con contaminar el espacio sagrado que está habitado por la santidad divina. En otras palabras, la Biblia llama la atención no a los aspectos visuales de nuestro físico o a nuestros ritos y rituales realizados externamente, sino, como corresponde al énfasis del Nuevo Testamento, al carácter fiel y lleno de fe de los corazones humanos (cf. Romanos 12:1-2, Gal 5:2-6 y Col 2:20-23). En esta lectura, Dios no tiene nada contra las discapacidades o las personas que las tienen per se; estas referencias sirven para destacar las condiciones espirituales que contaminan un modo de vida santo en relación con Dios.

Hay, sin embargo, al menos dos problemas con este enfoque hermenéutico en particular, para Levítico en general y para las prohibiciones contra los sacerdotes con defectos que ofrecen los sacrificios en el capítulo veintiuno. La primera, es la crítica más general que ha tendido a seguir esta hermenéutica moralizante y espiritualizadora al menos desde los días de Orígenes (que fue uno de los primeros en articular sus detalles): tal enfoque interpretativo no toma en serio lo que el texto dice o incluye demarcaciones que podrían poner límites a cómo el texto se entiende espiritualmente. Por lo tanto, mientras que tal lectura espiritual puede aliviar el resquemor de las implicaciones del texto para la discapacidad, no hace justicia a las realidades históricas del texto como se ha recibido y se ha vivido. En otras palabras, el costo de este acercamiento espiritual cristiano a Levítico es demasiado alto. Segundo, esta lectura moral/espiritual también falla en explicar adecuadamente cómo las personas no discapacitadas reciben las metáforas del defecto o de la discapacidad para empezar. Las metáforas sólo funcionan si hay alguna base en la realidad que subyace a cómo funcionan las referencias.

En el mundo antiguo, las metáforas de la discapacidad se comunicaban con éxito a las personas no discapacitadas sólo por la supuesta correlación que existía entre las formas externas y las realidades internas. Las imperfecciones y las discapacidades físicas y visibles significan las disposiciones internas morales o espirituales precisamente porque las capacidades físicas y sensoriales proporcionan contrastes con los impedimentos. Así, la ceguera como condición espiritual sólo tiene sentido porque la ceguera literal se refiere a la incapacidad de ver y entender las cosas con claridad y de hacer el camino del mundo. En Isaías leemos: "A tientas como los ciegos a lo largo de una pared, a tientas como los que no tienen ojos; tropezamos al mediodía como en el crepúsculo, entre los vigorosos como si estuviéramos muertos" (Isaías 59:10); y en el episodio joánico de la curación del hombre ciego de nacimiento, Jesús dice: "He venido a este mundo para juicio, para que los que no ven, vean, y los que ven, se vuelvan ciegos" (Juan 9:39).[13] En resumen, las metáforas del deterioro y la discapacidad encuentran su fuerza sólo porque sus referencias literales, evocan asociaciones normadas con representaciones particulares que estigmatizan y marginan a las personas con discapacidad.

No es sorprendente que la lectura cristiana predominante del código levítico sea cristológica. En este marco, se entiende que todo el sistema sacrificial del Antiguo Testamento ha sido cumplido por Cristo. La Epístola

---

[13] La antigua "ciencia" de la fisiognomía se desarrolló precisamente para explorar las conexiones entre apariencias / capacidades físicas y realidades morales/espirituales. Discutiré este aspecto fisionómico de la interpretación evangélica en el capítulo 3.

a los Hebreos en el Nuevo Testamento explica esta lógica de la siguiente manera: Jesús es el sumo sacerdote que es mayor que Moisés, Melquisedec y el sacerdocio levítico, ya que sólo él fue hecho perfecto (Hebreos 5:9; 7:28). Con respecto al texto específico en consideración, entonces, las prohibiciones sacerdotales se refieren menos a los cuerpos Levíticos y funcionan más como anticipando al Gran Sumo Sacerdote que es Jesús. En esta lectura, la exigencia levítica para los sacerdotes sin defecto no procesa, ni las discapacidades, ni las personas que las tienen. Más bien, destaca el carácter intachable del sacerdote que puede acercarse al santo santuario de Dios: porque Jesús provee una "tienda mayor y perfecta (no hecha con manos, es decir, no de esta creación)" (Heb 9:11), fue y es capaz de purificar la carne pecaminosa y "hacer perfectos a los que se acercan" a Dios (Hebreos 10:1). Pero esta lectura cristológica no sólo anticipa al Gran Sumo Sacerdote que es Jesús, sino que prefigura el gran sacrificio final de Jesús.

Jesús resulta ser el sacerdote perfecto y la ofrenda perfecta. Esta combinación es lo que lleva a cabo la purificación y salvación de criaturas impuras e imperfectas como nosotros: "Porque por una sola ofrenda ha perfeccionado para siempre a los santificados" (Hebreos 10:14). Esto también está prefigurado en el libro de Levítico, particularmente en su repetida insistencia en animales sin defecto para las ofrendas de sacrificio. En el pasaje que describe sacrificios de animales aceptables e inaceptables en Levítico 22 (versículos 17-25) —donde la mayoría de los estudiosos están de acuerdo que es un pasaje paralelo al que especifica las exigencias del sacerdocio en Levítico 21[14]— existe una clara insistencia en que las ofrendas presentadas estén sin mancha o defecto:

> 17 Y el SEÑOR habló a Moisés, diciendo: 18 Habla a Aarón y a sus hijos y a todos los hijos de Israel, y diles: "Cualquier hombre de la casa de Israel o de los forasteros en Israel, que presente su ofrenda, ya sea de sus ofrendas votivas o de sus ofrendas voluntarias, las cuales presenta al SEÑOR como holocausto, 19 para que os sea aceptada, ésta debe ser macho sin defecto del ganado, de los corderos o de las cabras. 20 "Lo que tenga defecto, no ofreceréis, porque

---

[14] Obsérvese que se identifican doce manchas para los sacerdotes y para los animales, aunque no todos son paralelos exactos. Ver Hilary Lipka, "Preservando la Santidad de los Sacerdotes, Tiempos y Espacios", en *The Torah: A Women's Commentary*, ed. Tamara Cohn Eskenazi y Andrea L. Weiss (New York: Women of Reform Judaism/URJ Press, 2008), pp. 723-40, esp. pag. 729.

no os será aceptado. 21 "Cuando alguno ofrezca sacrificio de ofrenda de paz al SEÑOR para cumplir un voto especial o como ofrenda voluntaria, del ganado o del rebaño, tiene que ser sin defecto para ser aceptado; no habrá imperfección en él. 22 "Los que estén ciegos, quebrados, mutilados, o con llagas purulentas, sarna o roña, no los ofreceréis al SEÑOR, ni haréis de ellos una ofrenda encendida sobre el altar al SEÑOR. 23"En cuanto al buey o carnero que tenga un miembro deformado o atrofiado, podréis presentarlo como ofrenda voluntaria, pero por voto no será aceptado. 24"También cualquier animal con sus testículos magullados, aplastados, rasgados o cortados, no lo ofreceréis al SEÑOR ni lo sacrificaréis en vuestra tierra; 25tampoco aceptaréis tales animales de mano de un extranjero por ofrenda como alimento para vuestro Dios; porque su corrupción está en ellos, tienen defecto y no os serán aceptados."

Sería un error ver las especificaciones de este texto como anómalas, ya que la exigencia de que los animales de sacrificio sean "sin defecto" se especifica no menos de diecisiete veces en todo el código Levítico, incluida la primera parte del libro que detalla la propiedad ritual del pueblo de Israel (Levítico 1:3, 10, 3:1, 6, 4:3, 23, 28, 32, 5:15, 18, 6:6, 9:2-3, 14:10, 22:19, y 23:12, 18, véase también Deuteronomio 15:21, 17:1). Este marco levítico invita así al entendimiento cristológico de que el carácter intachable de los sacerdotes y de los animales sacrificados se cumplió finalmente sólo en el sacrificio perfecto y Sumo Sacerdote Jesucristo.

En esta perspectiva cristológica, entonces, las imperfecciones, defectos e impedimentos identificados en el texto levítico simbolizan las impurezas de la humanidad caída que necesitan la redención. Como señala Ephraim Radner: "Todas las referencias en estos capítulos a la contaminación por cadáveres o a deformidades físicas y distorsiones sexuales que deben evitar los servidores del templo, entonces se refieren al pecado y al vicio humanos".[15] Por eso, dice Radner, la tradición cristiana ha tomado los elementos de la lista "en Lev. 21:18-21 —ceguera, cojera, mutilación, deformidad, problemas de la piel— y aplican cada defecto a un vicio particular o a una debilidad espiritual (orgullo, ignorancia, lasitud,

---

[15] Efraín Radner, *Leviticus*, Brazos Theological Commentary on the Bible (Grand Rapids: Brazos Press, 2008), p. 226.

percepción moral indiscriminada, carnalidad, etc.)[16] La interpretación cristológica también enfatiza entonces cómo "el evangelio cristiano transfigura así esto a través de la lente del Siervo Sufriente de Isaías 52:14-53:5", para que "Dios ofrezca a Israel la forma de su propia belleza [mesiánica] Dios llega a los deformados, asume su agonía distintiva, ya sea moral o física, y los lleva consigo a su meta, *los transforma*".[17] Así, se podría argumentar que el estigma de las discapacidades a través del espectro es redimido en el sacrificio del Cristo intachable y no defectivo.

Sin embargo, incluso un enfoque cristológico de este tipo es problemático para una teología contemporánea de la discapacidad porque tiende a perpetuar los estigmas engendrados por los sesgos de normalidad. Esto sucede porque, desde una perspectiva normal, la perfección, pureza y belleza de Cristo obviamente contrasta con la imperfección, la impureza y la fealdad de las personas con discapacidades. Por lo tanto, en la cosmovisión normada, una consideración cristológica de las prohibiciones levíticas no alivia la estigmatización ritual y estética de las personas con discapacidad, sino que acentúa aún más, ya que Cristo es Redentor precisamente porque es sin mancha y sin defecto. Relacionado con esto es el hecho de que las personas con discapacidades —es decir, aquellas con manchas y defectos de cualquier tipo— continúan soportando la carga de recordar al resto de la humanidad nuestra necesidad de redención. Más adelante en este libro mostraré que esto es problemático para nuestra escatología, particularmente nuestra comprensión de la vida después de la muerte, ya que sugiere que la redención final implica la eliminación de todos los rastros de discapacidad, mancha y defecto, al menos los que son visualmente identificables. En suma, en lugar de rescatar la discapacidad, una revaloración cristológica de estos pasajes levíticos realizados por individuos sanos exacerba la situación de las personas con discapacidades. Destaca su condición inaceptable simplemente haciendo hincapié en el cuerpo perfecto de la representación sacerdotal de una vez por todas de Dios y finalmente un sacrificio aceptable.

En los próximos dos capítulos, revisaremos estas ideas en una discusión posterior con los textos del Nuevo Testamento. Allí voy a sugerir

---

[16] Ibid, p. 227.
[17] Ibid, pp. 233 y 235; cursiva suya.

que, por un lado, Cristo es considerado el inmaculado y sin defectos, en el sentido de ser el Gran Sumo Sacerdote sin pecado, pero por otro lado, su crucifixión significa que cumple sus funciones sacerdotales con un cuerpo impedido y discapacitado. Esta línea de respuesta, sugiero, proporciona una adecuada lectura cristológica e intertextual de las prohibiciones de Levítico para una teología contemporánea de la discapacidad. Pero por el momento, recordemos simplemente que a menos que estemos dispuestos a revisar nuestros sesgos normados con la ayuda de las perspectivas de discapacidad, estos pasajes del Antiguo Testamento se leerán de maneras que perpetúen actitudes discriminatorias hacia la discapacidad en general y hacia las personas con discapacidades en particular. La siguiente pregunta nos motiva así: ¿Es posible que hayan formas alternativas de leer el Antiguo Testamento que puedan ser redentoras de una teología actual de la discapacidad?

Releyendo la Biblia Hebrea de Forma más Amplia: Narrativas de Discapacidad y Otros Géneros

La búsqueda de una respuesta a esta pregunta fundamental subyace no sólo a este capítulo, sino a todo este libro. Aquí, me gustaría reenfocar nuestro objetivo lejos de los pasajes didácticos de la Torá que discute la discapacidad de manera explícita y en su lugar participar en narrativas de discapacidad en la Biblia hebrea. En particular, quiero trazar la fortuna de las personas con discapacidades, ya que éstas se representan en tres géneros distintos: el de Jacob en las narraciones patriarcales; la de Mefiboset en el libro histórico de 2 Samuel; y la de Job en la literatura de sabiduría. Sugiero que estas narrativas hebraicas de la discapacidad tienen algunas lecciones teológicas para enseñarnos que pueden ayudar a contrarrestar los mensajes negativos percibidos del código levítico y el pacto deuteronómico. Estas lecciones nos ayudarán a formular una teología hebraica provisional de la discapacidad en la sección final de este capítulo.

Jacob, Israel y la Cojera

Comenzaremos por ir directamente al pasaje en Génesis describiendo la lucha de Jacob con Dios hasta el amanecer en el vado de Jaboc. La parte relevante de este texto (32: 24-32) dice:

> 24Jacob se quedó solo, y un hombre luchó con él hasta rayar el alba. 25Cuando vio que no había prevalecido contra Jacob, lo tocó en la coyuntura del muslo, y se dislocó la coyuntura del muslo de Jacob mientras luchaba con él. 26Entonces el hombre dijo: Suéltame porque raya el alba. Pero Jacob respondió: No te soltaré si no me bendices. 27Y él le dijo: ¿Cómo te llamas? Y él respondió: Jacob. 28Y el hombre dijo: Ya no será tu nombre Jacob, sino Israel, porque has luchado con Dios y con los hombres, y has prevalecido. 29Entonces Jacob le preguntó, y dijo: Dame a conocer ahora tu nombre. Pero él respondió: ¿Para qué preguntas por mi nombre? Y lo bendijo allí. 30Y Jacob le puso a aquel lugar el nombre de Peniel, porque dijo: He visto a Dios cara a cara, y ha sido preservada mi vida. 31 Y le salió el sol al cruzar Peniel, y cojeaba de su muslo. 32Por eso, hasta hoy, los hijos de Israel no comen el tendón de la cadera que está en la coyuntura del muslo, porque el hombre tocó la coyuntura del muslo de Jacob en el tendón de la cadera.

Este es uno de los pasajes más oscuros de la Biblia, especialmente con respecto a la identidad del hombre con quien Jacob luchó. A la luz de las claras referencias tanto a la humanidad (versículos 24-25 y 28) como a la divinidad de este personaje (verso 30), Lutero sugirió que Jacob luchó contra el Hijo pre-encarnado de Dios en su forma humana (anticipada).[18] Esto explica la capacidad de Jacob para luchar con el Señor. Al mismo tiempo, el poder del adversario divino era tal que, cuando golpeó la cadera de Jacob, le dio a Jacob una cojera permanente.[19] Así que Jacob el "engañador" tuvo que ser quebrantado —hecho débil— y contrito, vaciado de la autosuficiencia y auto-fuerza, humillado, incluso empobrecido.[20] La

---

[18] Comentario de Lutero sobre Génesis, vol. II, trans. J. Theodore Mueller (Grand Rapids: Zondervan, 1958), capítulos 22-50, p. 197.

[19] Juan Calvino, Génesis, ed. Y trans. John King (1847, reimpresión, Edimburgo y Carlisle, Penn: The Banner of Truth Trust, 1975), págs. 198, 203.

[20] Para esta descripción, véase Ronald S. Wallace, Isaac y Jacob: Génesis 24-36 (Nashville: Thomas Nelson, 1982), págs. 121-22.

incapacidad de Jacob permaneció así como un signo de debilidad, en oposición a la fuerza de la Deidad, y una marca de la condición humana caída. Para Lutero, el sol que se levanta sobre la cojera de Jacob (v. 31) presagia las referencias del Nuevo Testamento a la gloria del nuevo pacto como se refleja en la cara de Moisés (2 Corintios 3:7); pero la siguiente referencia a la negativa de los israelitas a comer del músculo del muslo (v. 32) da lugar a una evaluación peyorativa: que los judíos "observan leyes y ceremonias pero no creen en las bendiciones que su padre Jacob recibió de Dios con respecto al Mesías y Su gloriosa redención".[21] En resumen, la incapacidad de Jacob expuso el grado de incredulidad judía; en el peor de los casos, siguió sirviendo como signo de debilidad humana en contraste con la fuerza divina.

Sin embargo, una lectura de discapacidad de esta narración pone de relieve otras perspectivas sobre la cojera de Jacob.[22] Primero, la discapacidad de Jacob es menos un signo de debilidad que de fuerza. Después de todo, su adversario "vio que no prevaleció contra Jacob" (v. 25), a pesar de que habían estado luchando toda la noche. Además, incluso después de que el hombre había golpeado la cadera de Jacob, todavía era incapaz de liberarse de las garras de Jacob. Jacob el discapacitado no era menos feroz después de su lesión. En segundo lugar, Jacob era capaz de arrebatar una bendición de su oponente a pesar de su condición. Más precisamente, aunque había lesionado a Jacob, su antagonista admitió que "has luchado con Dios y con los humanos y has prevalecido" (versículo 28). Por supuesto, Jacob no tomó el escape con vida como algo seguro (v. 31). Sin embargo, su discapacidad era una señal no sólo de alguien que había demostrado su fuerza en la lucha con otro, sino de uno que había prevalecido incluso contra Dios mismo. Finalmente, dado el estatus patriarcal de Jacob entre el pueblo de Israel, la referencia a su no comer el músculo del muslo puede ser tomado también como indicativo simbólico de

---

[21] Comentario de Lutero sobre Génesis, trad. Mueller, p. 199.

[22] Véase Kerry H. Wynn, "El Normado Hermenéutico e Interpretaciones de la Discapacidad dentro de las Narrativas Yahvistas", en *This Abled Body: Rethinking Disabilities in Biblical Studies*, ed. Hector Avalos, Sarah J.Melcher y Jeremy Schipper (Atlanta: Society of Biblical Literature, 2007), págs. 91-101.

su recepción continua de un hombre discapacitado, como uno de sus padres fundadores. En esta lectura, cada acto de ver la lesión del muslo en términos positivos proporciona una ocasión para recordar esta narrativa y su papel en el esquema más amplio del establecimiento de Israel como pueblo de Dios. Desde esta perspectiva, la discapacidad de Jacob sirve como un recordatorio de la relación de pacto de Israel con Dios. Por un lado, Israel dependía de las bendiciones de Dios, pero por otro lado, Israel era persistente en "mover la mano de Dios" en la relación de pacto.

A diferencia de las interpretaciones tradicionales y normadas, que mantienen las asociaciones negativas de la discapacidad, esta lectura de la discapacidad es positiva. Kerry Wynn sugiere que, en un marco de discapacidad, la cojera de Jacob "no es una razón para la pérdida de estatus y, de hecho, puede ser una marca de estatus".[23] Por lo tanto, la cojera no deshumaniza ni emascula el carácter de Jacob. En su lugar, la discapacidad se convierte en un signo del pacto, liberando así esta narración de prejuicios normados. El resultado es la redención del deterioro de Jacob, y de hecho de Jacob mismo y el pueblo de quien él era padre.

El Reino de David y Mefiboset

La redención de Mefiboset y su discapacidad sigue una estrategia similar, aunque en un sentido mucho menos directo. Esto se debe en parte a que la historia de Mefiboset no está reunida en un solo lugar, sino que está dispersa en 2 Samuel (4:4; 9:1-13; 16:1-4; 19:24-30; 21:7). En resumen, Mefiboset era el hijo de Jonatán (el hijo del rey Saúl y el mejor amigo de David) que era "lisiado" en ambos pies debido a un accidente de la infancia.[24] Más tarde, cuando David aseguró su reinado, se enteró de Mefiboset y le mostró bondad en honor y memoria de Jonatán y Saúl. Pero cuando el gobierno de David estuvo bajo amenaza subsiguiente, Mefiboset

---

[23] Wynn, "El Normado Hermenéutico e Interpretaciones de la Discapacidad dentro de las Narrativas Yahvistas", p. 101.

[24] La palabra lisiado ha acumulado connotaciones peyorativas, al igual que la palabra *lame*, por lo que en este texto aparecerán, en todo caso, entre comillas. En general, usaré simplemente la palabra *discapacitado* con relación a Mefiboset, siguiendo a Kerry H. Wynn, "Discapacidad en la traducción de la Biblia," *Bible Translator* 52:4 (2001): 402-14, esp. 405.

fue traicionado por su cuidador, Ziba, quien fingió lealtad a David para obtener la herencia de Mefiboset. Cuando David descubrió la verdad, ofreció regresar a Mefiboset al menos parte de la propiedad que poseía, y el texto menciona específicamente que su vida fue perdonada, a diferencia de los de otros conspiradores. Desde una perspectiva capaz y normada, esto se puede observar sobre Mefiboset: que no valía más que un "perro muerto" (2 Sam. 9:8); que dependía de la asistencia y provisión de otros (2 Sam. 9:10; 19:26); y que no estaba en ninguna posición, como lo que podría llamarse un "caso de caridad", para esperar la generosidad de David o de cualquiera (2 Sam. 19:28). Estas caracterizaciones no son sorprendentes, dada la antigua discriminación israelita frente a la discapacidad. Cuando los mandatos bíblicos (tanto en los Antiguos como en el Nuevo Testamento) para cuidar a los pobres y enfermos son tenidos en cuenta en la ecuación, los actos de caridad de David hacia Mefiboset son aplaudidos: ellos destacan su generosidad como figura mesiánica mientras presumían la dependencia, la pobreza y la discapacidad de Mefiboset.

Una hermenéutica de la discapacidad, sin embargo, identifica una narrativa mucho más compleja entretejida en el texto de 2 Samuel. En el nivel más básico, observamos primero que Mefiboset no está completamente sin agencia, como se podría esperar de alguien con su discapacidad. Por ejemplo, el mismo pasaje que enfatiza la movilidad deteriorada de Mefiboset (2 Sam. 19:26) también dice que "bajó al encuentro del rey" (2 Sam. 19:24). Mientras que otras partes de esta historia reconocen su necesidad de ayuda para moverse, este texto enfatiza su iniciativa en su lugar. Mefiboset en este caso fue como muchos otros que se dirigieron a Gilgal para declarar su solidaridad con David cuando regresó al trono de Israel. Más específicamente, el texto no dice que Mefiboset se apoyó en Ziba, sino que sugiere que se acercó a David independientemente, incluso si parecen haber estado en la misma procesión (2 Sam. 19:15-18).

Por último, aunque no por ello menos importante, aunque la autoreferencia de Mefiboset como un "perro muerto" podría reflejar su internalización de un punto de vista normado, una perspectiva de discapacidad observa que tal autocaracterización fue hecha por David antes (1 Sam 24:14) —en el contexto del juramento de David a Saúl de que preservaría el linaje de Saúl después de él, precisamente lo que estaba cumpliendo en el cuidado de Mefiboset (ver 1 Sam. 8-22), lo que resultó en la valoración igual del monarca reinante de Israel y el nieto del exrey.[25] Por lo tanto, la hermenéutica de la discapacidad proporciona una caracterización de la vida de un "lisiado" que los estereotipos normales de otro modo no notarían. Pero a un nivel más profundo, Jeremy Schipper ha argumentado que la historia de Mefiboset abre otra ventana a los intensos debates sobre los conflictos ideológicos que rodean a la más amplia realeza davídica.[26] Por una parte, según la mente popular (normada), Mefiboset es "inapropiado" para el trono, y su discapacidad habilita la "aptitud" de David —recuerda lo que el historiador deuteronomista (la identificación académica del autor de 1-2 Samuel) había dicho anteriormente que David "era rubicundo..., tenía hermosos ojos y era guapo" (1 Sam. 16:12)– especialmente contra el fondo de la muerte del reinado de Saúl y de la lucha de David contra la casa de Saúl. Pero, por otro lado, la inclusión de las referencias a Mefiboset sugiere la imposibilidad de forjar identidades libres de discapacidad, ya sea en los dominios interpersonales, sociales o políticos. De hecho, el texto final tal como lo tenemos, según Schipper, desafía cualquier comprensión simple de la autopercepción de Israel "al desarrollar la compleja identidad de Mefiboset y refractar su carácter a través de motivos como David y Sión. A medida que las líneas entre los personajes se difuminan, las imágenes de discapacidad y personajes como Mefiboset proporcionan al historiador deuteronomista sitios para manifestar las "profundidades de la duda" sobre la identidad israelita, especialmente en un contexto monárquico posdavídico.[27]

El punto de Schipper es invitarnos a leer la historia de Mefiboset canónicamente, como lo haría el antiguo Israel en el período posdavídico. En este contexto más amplio, parte de lo que está en juego es la identidad de Israel, no sólo en términos de sus orígenes, sino en términos de sus

---

[25] Esto está magníficamente explicado en un documento hasta ahora inédito de Kerry H. Wynn, "Disabling Meribbaal: 2 Samuel"; agradezco a Wynn por compartir este ensayo conmigo.

[26] Jeremy Schipper, *Disability Studies and the Hebrew Bible: Figuring Mephibosheth in the David Story* (Nee York: T & T Clark, 2006).

[27] Schipper, *Disability Studies and the Hebrew Bible*, p. 129.

divisiones posteriores entre el norte y el sur y luego en términos de interacciones con sus vecinos. La forja de esta historia deuteronomista, entonces, no es mera historia por amor a la historia, sino un intento de enmarcar una postura nacional e internacional para proporcionar una plantilla para la vida israelita. Desde esta perspectiva, Mefiboset no es el tipo de figura marginal que se supone que es la mayoría de las personas con discapacidad. De hecho, tal vez sus apariciones en puntos significativos de la historia deuteronomista son indicativos de su ser una amenaza al reinado davídico, como heredero legítimo del trono de Saúl, aun cuando la preservación de su vida sigue siendo central para la integridad de David, su juramento a Saúl, por no mencionar su pacto con Jonatán o su derecho ante YHWH.[28] Por lo tanto, ser un "lisiado" ya no es la situación accidental llevada por Mefiboset como un caso de caridad impotente. Más bien, la discapacidad es ahora una parte complicada de la autocomprensión de Israel. Por lo tanto, las identidades personales y nacionales se entrelazan. Como Schipper resume: "Al desarrollar abiertamente la identidad de este personaje con discapacidades, la historia de David desestabiliza oposiciones narrativas aparentemente simples entre incapacidad y capacidad que de otra manera contribuirían a una ideología prodavídica o una evaluación plana de la identidad y destino de Israel en el período monárquico".[29]

Job y la Redención de la Monstruosidad

Cualquier intento de redimir la discapacidad para la teología contemporánea debe comprometerse con la historia de Job, cuya resistencia ante una condición incapacitante es legendaria (ver Santiago 5:11). Ciertamente no podremos resolver las muchas preguntas planteadas por este complejo libro. Más bien, nuestra relectura será ciertamente selectiva, en busca de una respuesta a la siguiente pregunta: ¿Cómo puede el libro de Job ayudarnos a repensar las teologías tradicionales de la discapacidad hoy en día?

---

[28] En "Disabling Meribbaal", Wynn proporciona un argumento convincente para esta comprensión del papel de Mefiboset en la historia deuteronomista.

[29] Schipper, *Disability Studies and the Hebrew Bible*, pág. 25.

No puede haber duda de que Job estaba afligido (al menos temporalmente) con una condición incapacitante. Se dice que Satanás "infligió odiosas llagas en Job desde la planta de su pie hasta la coronilla de su cabeza" (2:7), y estaba claro para todos que "su sufrimiento era muy grande" (2:13).[30] Así, a medio camino de su calvario, Job ofreció este lamento (16:12-16):

> 12 Estoy a gusto, y él [Dios] me rompe en dos; Me agarró por el cuello y me despedazó; Él me puso como su objetivo; Sus arqueros me rodean. Me corta los riñones y no muestra misericordia; Él derrama hacia fuera mi hiel en la tierra. 14 Se vuelve a estallar sobre mí; Se precipita hacia mí como un guerrero. 15 Y he cosido cilicio sobre mi piel, y he puesto mi fuerza en el polvo. 16 Mi rostro está lleno de lágrimas, y oscuridad profunda en mis párpados.

Job reitera la intensidad de su sufrimiento en su discurso final (30:15-19):

> 15 Los terrores se vuelven contra mí; Mi honor es perseguido como por el viento, y mi prosperidad ha desaparecido como una nube. 16 Y ahora mi alma se derrama dentro de mí; Días de aflicción se han apoderado de mí. 17 La noche cubre mis huesos, y el dolor que me roe no descansa. 18 Con violencia él [Dios] se apodera de mi vestidura; Él me agarra por el cuello de mi túnica. 19 Me ha arrojado al lodo, y he quedado como el polvo y la ceniza.

En ese momento, Job se dio cuenta de que sus peores temores habían llegado a pasar. Como él había reconocido al principio de su descenso en la noche oscura, su identidad humana e incluso su misma vida estaban bajo asalto (7:12-16):

> 12 ¿Soy yo el Mar, o el Dragón ["monstruo de las profundidades", dice la Nueva Versión Internacional], que has puesto una guardia sobre mí? 13 Cuando yo digo: "Mi cama me consolará, mi sillón aliviará mi queja", 14 entonces [Dios, a quien Job se dirige] me asustan con sueños y me aterrorizan con visiones, 15 para que escogiera el estrangulamiento y la muerte Más bien que este cuerpo. 16

---

[30] A menos que se indique lo contrario, todas las referencias bíblicas en el resto de esta subsección serán al libro de Job.

Aborrezco mi vida; No viviría para siempre. Déjame en paz, porque mis días son un soplo.

Las lecturas clásicas de Job se han esforzado casi en vano para entender su mensaje. El libro pretende proporcionar una teodicea, una explicación teológica de los orígenes del mal y una defensa de la idea de un Dios omnipotente y omnibenevolente ante el sufrimiento inexplicable. Sin embargo, las lecturas tradicionales del libro no proporcionan una teología viable de la discapacidad para razones, no la menor de las cuales es que el final del libro sugiere que Dios en la soberanía de Dios no es responsable ante los seres humanos. Pero hay que decir más para aclarar los desafíos de este mensaje y las cuestiones en juego para una teología de la discapacidad.

Primero, las interpretaciones convencionales han intentado liberar a Dios de cualquier responsabilidad por el mal, señalando a Satanás. Es el adversario quien trae las acusaciones contra Job, y quien destruye su vida y su familia. Sin embargo, esto pasa por alto el hecho de que las maquinaciones de Satanás no proceden sin el permiso divino. Es Dios quien primero concede todo lo que Job tiene (1:12) y luego Job mismo al poder de Satanás, con la advertencia de que Satanás debe "guardar su vida" (2:6b). Así, mientras que la etiología del mal, el sufrimiento y la discapacidad pueden ser remontadas penúltimamente a satanás, al final la conexión teológica parece indisoluble. Para las personas con discapacidad, entonces, cualesquiera que sean las causas secundarias de su condición, en última instancia la cuestión del papel de Dios no puede ser evitada.

En un nivel más profundo, sin embargo, el problema del empleo para toda teología de la discapacidad es que la principal premisa que subyace en los discursos de Job, sus amigos, y Eliú (caps. 3-37), es decir la aflicción de Job es debido al pecado oculto en su vida — nunca se cuestiona como un principio general. De acuerdo con el acuerdo de pacto entre Dios e Israel, que prometió bendiciones por obediencia y maldiciones por desobediencia (ver arriba), los amigos de Job continuaron implorándole que se arrepintiera; pero Job se aferró a su inocencia. El pronunciamiento de Dios —que los amigos "no han hablado de mí lo que es correcto, como mi siervo Job" (42:7) — indica que estaban equivocados y que Job estaba en lo correcto. Él fue declarado tres veces "intachable y recto, uno que temió a

Dios y se apartó del mal" (1:1, 1:8 y 2:3). Como un hombre justo, entonces, tenía que ser reivindicado, y así Dios proveyó la restitución: el doble de la riqueza que Job tenía al principio (cf. 1:2 y 42:12).

Pero tenga en cuenta que este desarrollo al final de la historia confirma aún más, incluso si indirectamente, la presunta relación entre la discapacidad y el pecado: Job era inocente, por lo que sufrió injustamente, y por lo tanto Dios estaba obligado, según el acuerdo de pacto, bendecir a Job – y eso es precisamente lo que paso.[31] Hace falta decir que esta lectura establece: la culpa de la discapacidad directamente a la persona que la tiene.

Más allá de solidificar la conexión entre el pecado y la discapacidad, las reparaciones hechas a Job son problemáticas porque el sacrificio de la vida de los diez hijos e hijas originales de Job se convierte en un defecto en la justicia de Dios. Si se dijera que estos hermanos merecían lo que les sucedió por su pecado, esa afirmación se basa sólo en la indicación subjuntiva de Job de que "Puede ser que mis hijos hayan pecado y hayan maldecido a Dios en sus corazones" (1:5), y de ahí la inferencia especulativa más que el hecho establecido. De hecho o no, refuerza aún más las conexiones entre el pecado y la tragedia, precisamente el vínculo que carga la narración de Joban, así como la formulación de cualquier teología no-ableísta de la discapacidad.

Hay al menos otro problema importante con la restauración de Job al final de la historia.[32] El versículo final, que dice "Job murió, viejo y lleno

---

[31] Así, F. Raquel Magdalene argumenta que las raíces de la discapacidad teológica están muy extendidas en los himnos de ANE, oraciones, encantamientos rituales y literatura de sabiduría, y que todos los personajes del libro de Job "abrazan la perspectiva de los textos rituales de encantamiento de los antiguos de Mesopotamia en conexión con la ley divina de prueba a la discapacidad, la enfermedad y el desastre"; el resultado es una teología *ableísta* que sugiere que las personas con discapacidades están simplemente obteniendo sus justos desiertos teológicos. Ver F. Raquel Magdalene, " The ANE Legal Origins of Impairment as Theological
Disability and the Book of Job", *Perspectives in Religious Studies 34*, no. 1 (2007): 23 - 59, Esp. Pp. 39, 55.
[32] En realidad hay numerosas cuestiones teológicas que el final de la historia plantea; la que identifico está relacionada específicamente con las cuestiones relacionadas con la discapacidad que nos preocupan. Para una discusión de algunos de los otros problemas, véase David Clines, "Deconstructing the Book of Job", en *The Bible as Rhetoric: Studies in Biblical Persuasion and Credibility*, ed. Martin Warner (Londres y New York: Routledge, 1990), págs. 65-80.

de días" (42:17), sugiere que "bien está lo que bien acaba", como dice el refrán. Esto comunica que las experiencias de pérdida, deterioro y sufrimiento no son más que aberraciones temporales que serán borradas más tarde o escatológicamente por bendiciones divinas. El problema aquí es que la totalidad se define de acuerdo con una visión normada de lo que los cuerpos no defectuosos son o parecen. Por supuesto, esta lectura capaz es consistente con la visión del cuerpo escatológico que está en la imagen de Cristo: intachable, perfecto, entero y hermoso – por lo menos según lo medido por las opiniones convencionales (normadas) de perfección, integridad y belleza. Pero esto requiere que las personas con discapacidad internalicen una autocomprensión que rechaza a quienes son tan inaceptables para Dios o tan menos aptos para participar en la bendición escatológica de la Deidad. Si tienen que encajar en el molde "aceptable", sus imperfecciones, defectos y discapacidades tendrán que ser removidos. Pero, ¿qué pasa si algunas discapacidades son "fórmulas de identidad" en el sentido de que son inextricables a partir de quiénes son las personas en esencia (por ejemplo, como la trisomía 21 es inherentemente parte de la persona de síndrome de Down)? ¿Cómo se pueden eliminar estas discapacidades sin eliminar a la persona por completo?

Sugiero que hay una lectura alternativa de Job que redime a Job y su discapacidad y que haga un mejor sentido de los diálogos en el libro, incluyendo la respuesta de la Deidad al final, que permanentemente ha permanecido oscura para los intérpretes. Para ver esto, necesitamos entender el género del libro como una narración de juicios relativamente antigua del Cercano Oriente: incluye múltiples hilos de declaraciones de partes/testigos que entran en conflicto y compiten entre sí; sus principales discursos son testimonios que intentan persuadir; y sus diferentes rupturas textuales también están estructuradas por metáforas legales.[33] Dentro de este marco hay múltiples juicios promulgados en el libro. Inicialmente, el adversario, con el permiso de Dios, trata a Job, pero al hacerlo, Satanás también desafía las estipulaciones de pacto que existen entre Dios y su

---

[33] Ver F. Raquel Magdalene, *On the Scales of Righteousness: Neo-Babylonian Trial Law and the Book of Job*, Brown Judaic Studies 348 (Providence, R.I.: Brown Judaic Studies, 2007).

creación. Pero Job, al no estar al tanto de las discusiones celestiales, lanza un contragolpe contra Dios que involucra al menos los siguientes tres cargos: "(1) iniciar una demanda falsa y conducirse de manera indignante en el transcurso del juicio; (2) violar en lugar de defender los principios fundamentales de la justicia como se requiere de la Deidad; y (3) no crear un universo ordenado en donde pueda fluir la justicia".[34] Así, Dios debe defenderse contra las acusaciones de Job, al mismo tiempo que mantiene el orden justo del cosmos contra los esfuerzos socavadores de Satanás. En efecto, Dios sólo puede responder adecuadamente a los segundos y terceros contrapesos de Job, ya que no puede dejar de admitir a la primera, que es quizás por qué Dios tiene que devolver a Job doble de lo que ha perdido – siendo doble "una figura de pena común en el antiguo Cercano Oriente".[35] Aun cuando la historia se entiende como una prueba, sin embargo, el discurso final de Dios (capítulos 38-41) siempre ha sido un enigma para los lectores. Dios básicamente desafía a sus oyentes (lectores) con un conjunto de contrapreguntas sobre su estado de criatura frente a su trabajo y conocimiento como el Creador primordial y sustentador activo del mundo (capítulos 38-39). Dios llama la atención al Behemot (40:15-24) y al Leviatán (41:1-34), monstruosas criaturas mitológicas, como ejemplos de su poder majestuoso y providencial sobre las fuerzas de la creación. En medio de esta arenga, Dios contradesafía a Job: "¿Es sabiduría contender con el Omnipotente?" (40:2). Sin embargo, la censura de Dios no parece abordar adecuadamente las preguntas planteadas por Job y sus amigos en todo el texto. La "defensa" de la Deidad parece más como un intento de introducir a las criaturas indefensas en la sumisión que un esfuerzo para proporcionar una apologética viable a las cuestiones planteadas en el juicio.

Pero cuando se lee la respuesta final de Dios desde la perspectiva de la discapacidad, surgen nuevas consideraciones. Aquí me baso en el trabajo de la erudita bíblica Rebecca Raphael, quien sugiere que la última parte de la respuesta de la Deidad puede entenderse como poniendo en tela de juicio los supuestos reinantes del día de Job (y los nuestros) con respecto a la

---

[34] Magdalene, *On the Scales of Righteousness*, p. 264.
[35] Ibid. 265.

defectividad que el ableismo teme o encuentra aterrador.[36] En este texto, la voz del Señor de fuera del torbellino (38:1) levanta al Behemot y al Leviatán como ejemplos del genio creativo de la Deidad.

En lugar de despertar nuestro odio y desprecio, estas criaturas dibujan nuestra maravilla en su lugar. En contraste con criaturas anormales con discapacidades que norman exclusivos empujes a la periferia de la comunidad humana —si no fuera de ella por completo— "estas monstruosas figuras no fueron destruidas y apartadas del orden cósmico, sino más bien permanecen como constituyentes esenciales de ese orden".[37] Por lo tanto, la gracia y el esplendor del Leviatán (41:12) desafían los estereotipos habituales con los que se ha asociado.

Así que si Job se había desesperado hasta el punto de comparar su condición deteriorada con la de un dragón (7:12), entonces la respuesta divina puede ser vista como afirmando su existencia y su lugar —difícilmente como está— más cerca del centro, si no en el ápice, del orden creado. Dragones, Behemot, Leviatanes — estos resultan no ser monstruos que deben ser temidos debido a sus estigmas asociados; en cambio, son criaturas que deben ser temidas porque siguen siendo el cenit de la creación de Dios. Como resume Raphael, "Dios describe lo monstruoso como magnífico. El orden cósmico es así recalibrado sin el centro humano asumido por Job y sus amigos. Desde esta nueva perspectiva, los monstruos son centrales y la conducta humana es marginal. De este modo, la vida de Job representa la redención, si no la reivindicación de lo que las perspectivas normales revocan como monstruosidad".[38] Si la monstruosidad de Job había sido vilipendiada y temida a lo largo de las interacciones narrativas con sus amigos (y con Elihu), el discurso de Dios desde fuera del torbellino ahora afirmaba que su escasez, como la de Behemot y Leviatán, representa, al menos en parte, la altura y la culminación de la magnificencia de la creación. Para las personas con discapacidad, entonces, el centro y los márgenes de las formas humanas de encarnación se han invertido.

---

[36] Rebecca Raphael, *Biblical Corpora: Representations of Disability in Hebrew Biblical Literature*, Library of Hebrew Bible/Old Testament Studies 445 (New York and London: T&T Clark, 2008), esp. pp. 81-105.

[37] Ibid pp.99

[38] Raphael, *Biblical Corpora*, p. 93.

¿Incapacidad y Lamento? Hacia una Teología de la Discapacidad (Primer Testamento)

Es casi la hora de resumir las ganancias que hemos logrado hasta ahora. Las relecturas proporcionadas en la sección anterior han sugerido cómo varias narraciones del Primer Testamento acerca de la discapacidad abren nuevas perspectivas, cuando se ven a través de una lente de discapacidad, para una teología de la discapacidad. En contraste con los entendimientos normados recibidos de la santidad y los códigos de pacto que evalúan la discapacidad de manera burlona o relacionan la discapacidad con el pecado y la desobediencia contra Dios, hemos visto que son posibles interpretaciones alternativas y que también hay otros géneros de la Biblia hebrea que destacan estado, agencia y personalidad de las personas con discapacidades. Cuando se leen juntos estos mensajes relacionados con la discapacidad, cualquier visión reduccionista de las discapacidades y las personas que las tienen se vuelve menos plausible. Ahora tenemos que reconocer que lo que el Antiguo Testamento enseña acerca de la discapacidad es mucho más redentor de lo que las opiniones tradicionales han afirmado sobre las imperfecciones, defectos e impedimentos que marcan a la humanidad. Tenemos que mirar y ver —escuchar y sentir, usar un conjunto más diverso de modalidades sensoriales— lo que dijeron e hicieron los personajes con discapacidades, y cómo se comportaron en el esquema más amplio de las cosas, para clasificar, reconocer, y afirmar a las personas con discapacidades desde una perspectiva teológica hebraica.

Además de la relectura de varias partes del Antiguo Testamento, también me gustaría ampliar la lectura de la discapacidad de Job antes mencionada. Como hemos visto, Job no vaciló en declarar su inocencia ante el sufrimiento a pesar de las conexiones presupuestas entre la enfermedad y la desobediencia de la alianza, ni se abstuvo de expresar sus más íntimos pensamientos e inquietudes a la Deidad mientras llamaba a la Deidad a actuar en su nombre. Mientras que el propio texto de Job no suele clasificarse en la categoría de lamentación, su ubicación al principio de la literatura de la sabiduría bíblica la vincula con otras formas de dichos de sabiduría, incluyendo el lamento.[39] De hecho, los estudiosos bíblicos como Scott Ellington han argumentado que los lamentos de Job como respuesta eran más importantes que el contenido de esos lamentos, y que son precisamente estas lamentaciones de Joban – en lugar de toda ortodoxia teológica o doctrinal (ejemplificada por las opiniones de los amigos de definir el corazón de la relación entre los justos y su Dios.[40]

Quisiera explorar brevemente cómo una forma de lamento en los *Ketuvim* bíblicos –los "Escritos" de la Biblia hebrea– puede informarse sobre la teología contemporánea de la discapacidad. Tipos de lamentos en los salmos, incluyendo las lamentaciones individuales y comunales, me concentro en este último, el cual a menudo involucra a la nación a través de sus líderes representativos (especialmente reyes o sacerdotes), que buscan reparación por los agravios sufridos y piden a la Deidad recordar a la gente elegida.[41] Lo que es importante para nuestros propósitos es que los salmos de lamento registran los más fuertes y apasionados gritos del corazón humano por la justicia divina.

Acepto que desde el punto de vista de la discapacidad, concentrarse en los salmos de lamento es arriesgado. Este es especialmente el caso si, como se presume en este libro, el problema con la discapacidad es menos los aspectos biológicos, médicos o individuales de tales que la dimensión social de marginación y ostracismo que enfrentan las personas con discapacidad. Es por eso que tengo el signo de interrogación en el título de esta sección; este signo de puntuación se entiende seriamente. Así que permítanme ser claro que al vincular la discapacidad y el lamento bíblico, no lamento ni las vidas ni las experiencias de las personas con discapacidades. En cambio, sugiero que releer los salmos de lamento corporativo a la luz de

---

[39] En *Biblical Corpora*, Rebecca Raphael también sugiere que los salmos de lamento son útiles vehículos para reteorizar una teología bíblica de la discapacidad; ella se centra en lso Salmos 38 y 94 (páginas 110 - 19).

[40] Scott A. Ellington, *Risking Truth: Reshaping the World through Prayers of Lament* (Eugene, Ore.: Pickwick Publications, 2008), cap. 4.

[41] Richard Nelson Boyce, *The Cry to God in the Old Testament*, Serie de disertaciones SBL 103 (Atlanta: Scholars Press, 1988).

las perspectivas de la discapacidad nos ayuda en al menos las dos maneras siguientes.

En primer lugar, los lamentos corporativos son por parte del pueblo y de la gente, y por lo tanto, leer en la perspectiva de la discapacidad, lleva a las personas con y sin discapacidades a Dios. Esto permite que ambos se solidaricen entre sí, facilitando así el arrepentimiento y la reconciliación. En segundo lugar, los lamentos corporativos, dirigidos a Dios, son oraciones que, en el contexto de la experiencia de la discapacidad, pueden inspirar una acción profética que aflige, interroga y, finalmente, transforma el mundo en un lugar más inclusivo y hospitalario. Estos aspectos performativos del lamento estarán entre los elementos centrales de nuestra lectura de la discapacidad del Salmo 44. Es difícil, si no imposible, localizar el contexto histórico de este salmo. Aunque parece claro que el salmo está relacionado con la derrota sufriente de Israel en la batalla, no hay consenso sobre su procedencia, con sugerencias que van desde el período monárquico hasta la era post-exílica, e incluso hasta la rebelión macabea.[42] El salmo se estructura de la siguiente manera:

- una acción de gracias y el recuerdo de la salvación pasada de Dios que se había logrado para Israel (vv. 1-8);
- un lamento de cómo las fortunas de la nación han cambiado para que Israel ahora sufra a manos de sus enemigos (vv. 9-16);
- una insistencia en la inocencia de Israel, y por lo tanto una expresión de perplejidad con respecto a la experiencia del sufrimiento, ya que Israel no ha roto su parte del pacto con Dios (versículos 17-22);
- una oración pidiendo a Dios que redimiese a Israel de su situación de opresión (vv. 23-26)[43].

Esta visión general del salmo ya sugiere por qué sería beneficioso leerla a la luz de nuestra discusión de Job. La diferencia es que mientras que

---

[42] Peter C. Craigie, *Psalms 1–50*, Word Biblical Commentary 19 (Waco, Tex.: Word Books, 1983), pp. 332-33.

[43] Esta es una manera ampliamente aceptada de organizar el salmo; Véase Martin Kessler, "Psalm 44", en *Unless Some One Guide Me...: Festschrift for Karel A. Deurloo*, ed. J. W. Dyk, Amsterdamse cahiers voor exegese van de Bijbel en zijn traditions, Supplement series 2 (Maastricht, Países Bajos: Uitgeverij Shaker, 2001), pp. 194-95.

la narrativa de Job es una reflexión extendida sobre el sufrimiento inocente en el nivel del individuo, el Salmo 44 estimula la consideración teológica de este mismo fenómeno en el nivel de grupo o nacional (o incluso internacional).[44] Así como Job protestó en su lucha contra la Deidad por el sufrimiento inmerecido, por lo que los israelitas aquí insisten, "no te hemos olvidado, ni has sido falso a tu pacto. Nuestro corazón no ha retrocedido, ni nuestros pasos se han apartado de tu camino "(versículos 17b-18).

Insto a que el carácter universal del lamento invita a comentarios adicionales desde la perspectiva de la discapacidad.[45] Se sugieren tres dimensiones de la investigación. Primero, está la dimensión existencial. El lamento de Israel capta el lamento de al menos algunas personas con discapacidades y sus cuidadores, no sólo en términos del sufrimiento que tal lamento da voz, sino también en términos del carácter opresivo de tal sufrimiento. Por un lado, Israel describe su sufrimiento en términos de la experiencia de rechazo de Dios (versículo 8); por otro lado, el sufrimiento de Israel es hecho en términos de mofa, burla y desprecio que recibió de sus adversarios (v. 13), porque se ha convertido en "un engaño entre las naciones, una risa entre los pueblos" (v. 14), y porque ha sido deshonrada, avergonzada y vilipendiada ante sus enemigos (versículos 15-16). Esto significa que hay al menos dos aspectos interrelacionados de la existencialidad del sufrimiento, tanto del antiguo Israel como de las personas con discapacidad: el del yo, ya sea personal o nacional, y el social, donde se experimenta el sentido del rechazo y la opresión a manos de o en relación con otros. En un sentido real, la última dimensión sutilmente informa a la primera: la burla de los demás induce el sentimiento de vergüenza del yo y por lo tanto el sentido de ser oprimido. Así es como los procesos de

---

[44] Así como señala Peter Craigie (*Psalms 1–50*), "Sal. 44 puede ser percibido como un paralelo comunal o nacional al Libro de Job más individual e internacional" (p.334).

[45] Sobre el lamento israelita como participante y representante de una respuesta humana universal, particularmente a la luz de los vínculos y los paralelos estructurales y de contenido entre los lamentos comunales de Israel y las lamentaciones Sumero-Akkadian, véase Walter C. Bouzard Jr., *We Have Heard with Our Ears, O God*: F*Sources of the Communal Laments in the Psalms*, SBL Dissertation series159 (Atlanta: Scholars Press, 1997). Bouzard reconoce que la evidencia sobre el préstamo de Israel al medio mesopotámico más amplio es circunstancial, en el mejor de los casos, aunque esa calificación no dañe el punto que estoy haciendo aquí.

estigmatización y marginalización funcionan: internalizamos una autocomprensión basada en el estatus devaluado que otros tienen de nosotros. En el caso de Israel, la derrota en la batalla llevó a una auto-identificación inferior a sus enemigos; en el caso de algunas personas con discapacidad, sus impedimentos e incapacidades conducen a un sentimiento de inferioridad y vergüenza frente a las expectativas culturales normales.

En segundo lugar, está la dimensión teológica. Como hemos visto en Job, la experiencia del sufrimiento suscita muchas preguntas. Como Patrick Miller señala: "La pregunta de por qué no es raro en lamentos (por ejemplo, Salmos 10:1, 42:10, 43:2, 44:24, 25, 74:1, 11, 88:15)".[46] Sin embargo, dentro de la cosmovisión monoteísta de Israel, las respuestas inevitablemente vuelven a Dios. En particular, mientras que "en las lamentaciones individuales el sufrimiento se atribuye en su mayor parte a la maldad del enemigo (ver Sal 7, 17, 59),... en los lamentos comunales la Deidad es acusada de causar la aflicción (Salmo 44, 74)".[47] Así, el Salmo 44 es muy explícito acerca de las confesiones del pueblo del poder salvador de Dios (vv. 1-8), lo que plantea más agudamente el misterio impenetrable de por qué Dios no ha intervenido en este caso para salvar al Israel inocente de sus enemigos. Más claramente, es Dios quien ha rechazado a Israel, resultando en su derrota. Por lo tanto, la Deidad es responsable activamente, no sólo pasivamente permitiendo que los opositores de Israel triunfen. Dentro de una teología tan tradicional de la omnipotencia divina, la cuestión de la omnibenevolencia de Dios se destaca claramente, no sólo para el antiguo Israel, sino también para las personas con discapacidades de entonces y ahora. Salmos de lamento como este dan voz a la cuestión teodicea con la máxima intensidad y realismo.

¿Cómo podría entonces responder el antiguo Israel y, por extensión, nosotros que estamos tratando de articular una teología contemporánea plausible de la discapacidad? Aquí llegamos al corazón del lamento, la dimensión de lo que yo llamo oración activa. Esta noción de la oración activa pone de relieve tanto la agencia involucrada en nuestra

---

[46] Patrick D. Miller Jr., *Interpreting the Psalms* (Philadelphia: Fortress Press, 1986), p. 101.

[47] Alec Basson, *Divine Metaphors in Selected Hebrew Psalms of Lamentation*, Forschungen zum Alten Testament 2:15 (Tübingen: Mohr Siebeck, 2006), p. 244.

respuesta al sufrimiento injusto como la esperanza que ponemos en la obra redentora de Dios. En el caso del Salmo 44, la respuesta del pueblo fue clamar al Señor: "¡Despierta!... ¡Levántate...! ...Levántate, ven a nuestra ayuda. Haznos redimir por amor de tu misericordia" (versículos 23, 26). No eran oraciones de resignación; el pueblo los ofreció con justa indignación, recordando a Dios que de acuerdo con los términos del pacto, el sufrimiento que habían experimentado era injusto. Por lo tanto, la vergüenza experimentada en las manos de sus enemigos implicó incluso el nombre divino y el carácter divino: "*Por causa de ti* ["Por tu causa"en la Nueva Versión Internacional] estamos siendo matados todo el día y contabilizados como ovejas para la matanza" (v. 22, cursivas añadidas). Esta aserción, citada más adelante en el Nuevo Testamento (Romanos 8:36), puede entenderse como llamando la atención sobre la autocomprensión de Israel como experimentando el martirio por causa de YHWH.[48] Esto sugiere que en la medida en que la elección de Israel es una elección para sufrir, en ese mismo grado la experiencia del sufrimiento inocente localiza a tales enfermos en un tipo de relación de pacto con Dios. Más precisamente, si Israel fue elegido por Dios, tal sufrimiento siguió de esa elección, y Dios ahora está obligado a responder en nombre de sus elegidos; Así también Dios puede estar obligado a responder a casos genuinos de sufrimiento inocente siempre y dondequiera que esto pueda ocurrir.

Como dice Ingvar Fløysvik, la fidelidad al pacto está en el corazón de estos salmos, que presumen y tratan de "recordar" a Dios de su carácter y sus promesas, ya que su reputación depende de lo que sucede al lado de su pueblo.[49] Desde la perspectiva de la discapacidad, sin embargo, la oración activa no sólo insiste en que Dios actúe justamente para corregir el sufrimiento inocente, sino que también enfatiza que tal rectificación implica el alivio de la estigmatización social que marginaliza a aquellos que están deteriorados de sus poderosos opresores. De hecho, dentro del contexto del pacto mosaico entre un Dios santo y su pueblo, la santidad de Dios está en

---

[48] Hans-Joachim Kraus, *Psalms 1-59: A Continental Commentary*, trad. Hilton C. Oswald (Minneapolis: Fortress Press, 1993), pág. 448.

[49] Ingvar Fløysvik, *When God Becomes My Enemy: The Theology of the Complaint Psalms* (St. Louis: Concordia Academic Press, 1997).

juego a este respecto: la continua subyugación de personas inocentes con discapacidad por el mundo no discapacitado perpetúa la profanidad de ese mundo y deshonra la tierra, el pueblo y finalmente a Dios. El resultado es mucho más serio que los defectos de los que el código levítico estaba preocupado, porque ahora la defectividad y la imperfección marcan no sólo los cuerpos individuales, sino también el pueblo corporativo elegido de Dios, el cuerpo político divinamente elegido.

Por esta razón, los lamentos del pueblo de Dios frente a la experiencia humana de la discapacidad asume una enorme importancia: lo que está en juego no es la curación biológica de las discapacidades o la eliminación de los cuerpos defectuosos del santuario, sino la purificación de la profana estigmatización que socialmente excluye, divide y contamina al pueblo de Dios. Lo que se lamenta no son los impedimentos biológicos, modales o sensoriales que marcan los cuerpos discapacitados; más bien, el lamento tiene que ver con nombrar los estereotipos sociales que cargan a las personas con discapacidades y excluirlos de las comodidades de la vida de varias maneras. Lamentar la discapacidad, por lo tanto, involucra especialmente a las personas *sin* discapacidades, ya que es precisamente el cuerpo capaz en nuestro medio quien domina a las personas con discapacidad, que crean un mundo normal que marginaliza a las personas con discapacidades y que cosechan los beneficios de ese mundo a expensas de los que están excluidos de él. Así el llamamiento al lamento es el llamado a despertar a los capaces a la complicidad que perpetúa su capacidad e instar a los capaces a arrepentirse de tal complicidad. Y se necesitan los lamentos de aquellas personas de Dios que están sensibilizadas a cómo un mundo normal es opresivo para todas las personas para nombrar esta atrocidad y llamar la atención a sus efectos profanos. En este sentido, la solidaridad de todos, con o sin discapacidad, permite al pueblo de Dios ser agentes de oración y catalizadores de la transformación social, mediando así el reino venidero de un Dios santo mientras esperan la transformación redentora de Dios del mundo normado.[50]

---

[50] Tengo la intención de que esta sección complemente, en resumen, lo que John Swinton dice con más detalle en su *Raging with Compassion: Pastoral Resps to the Problem of Evil* (Grand Rapids y Cambridge, U.K.: Wm B. Eerdmans, 2007), ch. 5. Este capítulo, titulado "Por

Resumen

En este capítulo hemos recorrido el Primer Testamento en busca de fundamentos para una teología contemporánea de la discapacidad. Empezamos con las instrucciones explícitas en el código levítico que excluían a las personas con manchas y defectos de servir en el santuario sagrado y exploramos cómo varias lecturas de este texto, incluso los cristológicos, sólo potencialmente aliviaron el aguijón de las opiniones tradicionales sobre las discapacidades. Luego nos exploramos tres narrativas de personas con discapacidades: Jacob, Mefiboset y Job, y observamos cómo estas vidas comunicaban la discapacidad como una marca no de profanidad, sino de estatus a nivel cultural, político e incluso creativo/cósmico. Finalmente, nos dirigimos a los salmos de lamentación —Salmo 44 en particular— para explorar cómo una hermenéutica de la discapacidad podría resonar con el sufrimiento inocente del antiguo Israel y llamar la clase de oración activa que podría servir para anunciar el reinado inclusivo de Dios.[51]

Lo que hemos visto es que una teología contemporánea de la discapacidad debe mirar no sólo a lo que la Biblia dice explícitamente sobre los defectos corporales y las deficiencias, sino a cómo la complejidad de las narrativas bíblicas en su conjunto y cómo los diversos géneros bíblicos son sugerentes para las ideas teológicas con respecto a las discapacidades. Aquí, las perspectivas de las personas con discapacidades —perspectivas que están mucho más disponibles hoy que históricamente— arrojan una valiosa luz sobre las experiencias de discapacidad referidas en el canon bíblico. Ahora podemos ver claramente las representaciones más o menos planas de la

---

qué yo, Señor... ¿Por qué yo? La Práctica del Lamento como Resistencia y Liberación", proporciona una discusión muy articulada, matizada y sensible.

[51] Teniendo en cuenta la cantidad de terreno que hemos cubierto, y dada nuestra interacción con muchos enfoques en los estudios bíblicos y la erudición con respecto a la discapacidad, algunos dudarán sin duda si lo que hemos argumentado en este capítulo se mantiene coherente. Esta pregunta puede surgir especialmente porque los eruditos que hemos incorporado a la discusión vienen de diferentes perspectivas y emplean metodologías contrastantes. Sin embargo, mi propia perspectiva hermenéutica pentecostal, que descomprimiré en el próximo capítulo, insistiría en que permitiéramos que existan voces disonantes, porque si hay alguna verdad en lo que se afirma, será obra del Espíritu orquestar lo que de otra manera podría ser una cacofonía para que el resultado sea edificante.

discapacidad que han sido levantadas del texto bíblico por generaciones de intérpretes capaces. En nuestro tiempo, la recuperación de estas narrativas de discapacidad en la Biblia hebrea brinda la esperanza de un mundo más justo y con discapacidad. ¿Podemos progresar más en esta dirección consultando el Nuevo Testamento como el libro de la iglesia cristiana?

Preguntas de estudio

1. Relea Levítico 21-22. ¿Podemos pensar en lecturas alternativas de estos capítulos que puedan haber dado esperanza a las personas con discapacidades en la historia de la recepción de este texto? ¿De qué otra manera podemos entender estos capítulos hoy como la palabra de Dios en las comunidades con personas que tienen discapacidades?

2. Génesis 32:22-32 indica claramente que Jacob fue perjudicado como resultado de su encuentro con Dios en Betel. ¿Por qué no hemos asociado históricamente el deterioro de Jacob con la discapacidad? ¿Por qué podríamos ser tentados a descartar la cojera de Jacob como una marca de estatus para una persona con discapacidad – y cómo debemos responder a cualquier intento de hacerlo?

3. En respuesta a la generosidad de David, Mefiboset dijo: "¿Quién es tu siervo, para que mires a un perro muerto como yo?" (2 Samuel 9:8), y Job había comenzado a preguntarse si él era tan monstruoso como un dragón (Job 7:12). ¿Cómo podría ser comprensible tal autocomprensión? ¿Son aceptables, y si no, qué podemos hacer al respecto?

4. ¿En qué sentido son los sufrimientos corporales relacionados con enfermedades físicas tales como lo que Job sufrió de manera similar a las experiencias de las personas con discapacidades, históricamente y hoy en día? ¿Cómo el sufrimiento de Job en manos de sus "amigos" también pone de relieve la experiencia social de la discapacidad? ¿Cómo es el sufrimiento un individuo o una experiencia social? ¿Cuál es peor, y cuáles son las implicaciones para las respuestas contemporáneas a la experiencia de la discapacidad?

5. Cuando pensamos en los lamentos, especialmente en el libro de los Salmos, no hemos relatado generalmente estos a la experiencia de la

discapacidad. ¿Por qué? ¿Por qué los lamentos psíquicos pueden ser vehículos particularmente apropiados para dar voz bíblica a la experiencia de la discapacidad y fortalecer las respuestas contemporáneas a ella?

6. Trate de leer, desde una perspectiva de discapacidad, cualquiera de los salmos individuales de lamento (por ejemplo, 4, 5, 7, 9, 10, 13, 14, 17, 22, 25, 26, 27, 28, 41, 42, 43, 52, 53, 54, 55, 56, 57, 59, 61, 64, 70, 71, 77, 86, 89, 120, 139, 141, 142) o los salmos comunales del lamento (por ejemplo, 12, 44, 58, 60, 74, 79, 80, 83, 85, 89, 90, 94, 123, 126, 129). Reflexione sobre su respuesta, y discuta si está haciendo un estudio en grupo.

7. ¿Puede pensar en otras representaciones de la discapacidad en el Antiguo Testamento que pudieran haber sido vistas como estigmatizantes o inútiles para las personas con discapacidades? Si tiene acceso a una concordancia bíblica, busque palabras como ciegos, cojos, sordos y otros cognados relacionados con la discapacidad, y anote sus impresiones generales de lo que los textos o pasajes correspondientes comunican acerca de las discapacidades y las personas que las tienen, particularmente peyorativas connotaciones que están implícitas. ¿Están tales nociones implícitas en el texto, o son el resultado del filtrado consciente o inconsciente del texto a través de lentes normales y capaces? Anticipe cómo las perspectivas de la discapacidad y otros pasajes de la Biblia podrían responder a tales lecturas.

3

¿Qué Tiene que Decir el Dr. Lucas y sus Compañeros?

Jesús, la Iglesia Primitiva, y una Teología (Pentecostal Radical) de la Discapacidad

Introducción

En este capítulo y en el próximo discutiremos la discapacidad a la luz de la Nuevo Testamento. Empezaremos aquí con Jesús y los Evangelios, antes de seleccionar las epístolas de San Pablo. Como antes, nuestro objetivo aquí es identificar las lecturas redentoras de las Escrituras cristianas para las personas con discapacidades. Una vez más, para hacerlo, necesitamos confrontar de frente cómo las lecturas superficiales del Nuevo Testamento han perpetuado actitudes discriminatorias hacia las discapacidades con el tiempo. Aquí tenemos que ser honestos con nosotros mismos y estar preparados para recibir lo que las lecturas de discapacidad proporcionarán – a saber, extrañas e incluso perturbadoras perspectivas sobre textos con los que seguramente estamos muy familiarizados.

Nuestro viaje a través de los Evangelios —comenzaremos con Juan, pero pasaremos la mayor parte de nuestro tiempo con Lucas— implicará la explicación de cuatro estrategias hermenéuticas principales. En primer lugar, utilizaremos una hermenéutica de la ceguera para releer la narración del hombre nacido ciego en Juan 9 desde una perspectiva no vidente con el fin de resaltar los problemas con la visión tradicionalista.

En segundo lugar, emplearemos una hermenéutica de la sospecha para intentar identificar cómo el entendimiento tradicional de las referencias bíblicas a aquellos con discapacidades – es decir, los ciegos, los cojos y los sordos – han contribuido históricamente a una comprensión despreciativa de la discapacidad. En tercer lugar, emplearemos una hermenéutica de fisiognomía para recuperar varias narraciones en ambos volúmenes escritos por San Lucas, a quien la tradición cristiana ha reconocido desde hace tiempo como poseedor de credenciales médicas, con el propósito de articular una comprensión más inclusiva de la discapacidad de la vida y ministerio de Cristo.

Por último, utilizaremos una hermenéutica de Pentecostés para ampliar aún más la eclesiología inclusiva a la luz de la experiencia de la discapacidad. Si Lucas era médico o no, ese es un punto histórico que no vamos a juzgar aquí. Más bien, nuestro objetivo en este capítulo es extraer de las narraciones de Juan y Lucas los recursos para articular una teología contemporánea de la discapacidad, con el pleno reconocimiento de que ésta consiste en sólo dos pasos, aunque importantes, en la tarea general.

Ver (a través) de la Dis/Capacidad: El Caso del Hombre Nacido Ciego (Juan 9)

Comenzamos con el cuarto Evangelio no porque sea el más antiguo – de hecho, es el caso opuesto– sino porque contiene una de las narraciones más largas en el Testamento cristiano que involucra a una persona con una discapacidad. En Juan 9, Jesús sana en un día de reposo a un hombre que había nacido ciego, y esto es confirmado por el hombre y su familia (vv.1-12). La curación despierta la indignación de los fariseos, que proceden a interrogar al hombre. Buena parte del capítulo está dedicado a este intercambio (versículos 13-34), que establece la base para el acto final, en el que Jesús se encuentra con el hombre después de haber sido excomulgado de la sinagoga. En este escenario final (vv. 35-41), el hombre viene a reconocer y adorar a Jesús, mientras que los fariseos son castigados por Jesús como permaneciendo en la ceguera espiritual y siendo culpables de pecado debido a su rechazo de Jesús y su ministerio.

Varios aspectos de este texto pueden ser destacados desde una perspectiva de discapacidad[1]. En primer lugar, el ciego no era tan lamentable ni tan dependiente como podría suponerse desde un punto de vista normal. Después de todo, parecía capaz de encontrar su camino muy bien, sin la ayuda de otros: cuando Jesús le dijo "Ve, lávate en el estanque de Siloé", Juan simplemente dice que el hombre "fue y se lavó". (V.7). Jesús no tuvo que llamar a otra persona para ayudar al ciego a llegar al estanque, ni tampoco el texto indica que buscó a tientas hasta que llegó a su destino. En segundo lugar, el hombre entendía claramente su identidad vista como continua con su identidad ciega. Sí, él dijo, "Yo estaba ciego, ahora veo" (v.25), pero esta diferencia no significa que no era la misma persona. Así, en respuesta al debate entre los habitantes de la ciudad acerca de si este hombre con visión era el mismo que el ciego de nacimiento, "Él seguía diciendo: 'Yo soy el hombre'" (v.9).[2] Tal vez podamos apreciar que la identidad ahora vista de este hombre, profundamente formada por su experiencia de ceguera durante toda su vida, le dio una perspectiva del mundo diferente a la de sus interrogadores normales. Mientras que los oponentes fariseos de Jesús persistieron en sus esfuerzos para conseguir que este hombre rechazara el ministerio de Jesús, él rehusó ser convencido de que estuviera de acuerdo con ellos. De la misma manera que la obra sabática de Jesús "interrumpió... el orden social normal", para que este hombre ciego de nacimiento no pudiera ser "intimidado ahora al adoptar la cosmovisión normal".[3] Como veremos, desde su perspectiva, la capacidad de ver físicamente (precisamente a lo que los fariseos estaban demasiado preocupados desde un punto de vista normal) era menos importante que su nueva visión espiritual (que el ableismo de los fariseos les impidió completamente reconocer).

Por último, pero no menos importante, el texto de Juan es importante para una teología de la discapacidad contemporánea, porque

---

[1] En esto párrafos resumo las perpetivas de Kerry H. Wynn en su escrito: "Johannine Healings and the Otherness of Disability," *Perspectives in Religious Studies 34*, no. 1 (2007): 61-75. Estaré retomando el artículo de Wynn más adelante.

[2] En "*Abscondita cum Christo*: The Blind Man and Jesus," *Kerux 23,* no. 3 (2008): 3-11, James T. Dennison Jr. sugiere que con esta declaración el hombre nacido ciego se identifica con el Jesus juanino, quien se revela asi mismo en el evangelio como el gran Yo Soy.

[3] Wynn, "Johannine Healings and the Otherness of Disability," p. 70.

claramente señala que Jesús rechaza la suposición que la ceguera congénita de este hombre se debía al pecado ancestral: "Ni este hombre ni sus padres pecaron; nació ciego para que las obras de Dios puedan ser reveladas en él" (v.3). Por supuesto, la conexión causal entre pecado y discapacidad era una suposición normal que se pensaba (1) la comprensión de la alianza del antiguo Israel vinculando la obediencia a la Deidad con bendición y desobediencia con maldiciones (véase el Capítulo anterior), y (2) las referencias explícitas en la Torá que indican que los pecados de los padres serían vengados sobre sus descendientes, incluso los alejados por más de una generación (Éxodo 20:5, ver Números 14:18). Pero también es cierto que más tarde, en el período post-exílico, diversas enunciaciones proféticas indicaron que Dios ya no vengaría los pecados de los padres sobre sus hijos (véase Ezequiel 18:2-4 y Jeremías 31:29-30). Sin embargo, muchos judíos del primer siglo todavía asumían, como hicieron los fariseos (Juan 9:34), en la tradición de los amigos de Job, que la desobediencia pecaminosa contra Dios resultaría en maldiciones discapacitantes. Así, la pregunta original sobre el hombre ciego —"Rabí, ¿quién pecó, este hombre o sus padres, que nació ciego?" (9:2) —proporcionó la ocasión para la respuesta profunda de Jesús, que es esencial para cualquier proyecto contemporáneo en repensar la discapacidad a nivel teológico.

Ahora bien, para estar seguros, la respuesta de Jesús no puede entenderse como sin consecuencias para el pecado. Por ejemplo, los usos intemperados del alcohol o de las drogas ilegales tienen implicaciones discapacitantes no sólo para aquellos que abusan de tales sustancias (piense en los muchos accidentes automovilísticos fatales o trágicos causados por conductores intoxicados) sino también por sus hijos (particularmente si las mujeres persisten en tales actividades mientras están embarazadas). Piense también sobre la promiscuidad sexual y las enfermedades discapacitantes que se contraen, o sobre las discapacidades relacionadas con las guerras que los seres humanos luchan. En un sentido real, hay conexiones ontológicas entre comportamientos pecaminosos en un mundo caído y las discapacidades que a veces resultan. Pero al responder a la pregunta sobre el hombre nacido ciego Jesús cortó las conexiones entre el pecado y las discapacidades congénitas.

Sin embargo, las perspectivas normales han sugerido que la respuesta de Jesús puede leerse simplemente como pertinente a este caso particular. Si es así, entonces no, en este caso la ceguera no está relacionada con el pecado anterior, y proporciona los medios a través de que Dios será glorificado,[4] pero en general, la discapacidad permanece relacionada con el pecado. Después de todo, antes, en el Evangelio, Jesús había sanado a un hombre con parálisis en el estanque de Betesda, y allí, su última admonición a ese hombre – "¡Vea, se te ha hecho un bien! No pequéis más, para que nada malo te suceda" (5:14) – presupone la conexión entre el pecado y la discapacidad.

Además, las razones normales de la cosmovisión, el final de la narración de Juan 9 conecta explícitamente el pecado y la ceguera/discapacidad en términos de la acusación de Jesús de que los fariseos están espiritualmente ciegos porque se negaron a reconocer su identidad y ministerio. En resumen, "La verdadera conexión entre la ceguera y el pecado une toda la sección 9:1-41".[5]

Dicha lectura normativa supone encontrar más apoyo de este pasaje. De acuerdo con estas expectativas, el mensaje de este texto da esperanza a las personas ciegas sólo en términos de su vista. Después de todo, la experiencia de ceguera de este hombre glorifica Dios sólo a través de su experiencia de curación en su encuentro con Jesús. Esto refuerza la creencia normal (vista) de que Dios es glorificado no en discapacidad, sino sólo en su superación. Esta suposición está fortalecida por el hecho de que en los Evangelios sólo las personas videntes se convierten en adoradores, seguidores, y discípulos de Jesús, y que los discípulos ciegos o discapacitados habrían sido una afrenta a

---

[4] Ver Colleen C. Grant, "Reinterpretando las Narrativas Curativas", en *Human Disability and the Service of God: Reassessing Religious Practice*, ed. Nancy L. Eiesland y Don E. Saliers (Nashville: Abingdon Press, 1998), págs. 72-87, esp. 87n.13, citando a Rudolf Bultmann, *The Gospel of John*, trad. G. R. Beasley-Murray (Filadelfia: Westminster Press, 1971), pág. 331; Cf. Carol Marie Webster, "Paradoja en el Desarrollo de la Iglesia No Discapacitada: Reflexiones sobre Juan 9: 1-41," *Journal of Religion, Disability and Health 11*, no. 3 (2007): 23 - 49. Pero tenga en cuenta también a John C. Poirier, "Otra Mirada al 'Hombre Nacido Ciego' en Juan 9," *Journal of Religion, Disability and Health* 14, no. 1 (2010): 60 - 65, esp. 61; Poirier argumenta que un cambio en la puntuación en Juan 9:3-4 daría como resultado lo siguiente: "Ni este hombre ni sus padres pecaron para que naciera ciego. Pero para que las obras de Dios se manifiesten en él, debemos hacer las obras del que me envió mientras sea día; sin embargo, Poirier también tiene razón al notar que la adopción de su lectura –con la que simpatizo– no basta por sí sola para producir una teología liberadora de la discapacidad a partir del cuarto Evangelio.

[5] Craig S. Keener, *The Gospel of John: A Commentary*, 2 vols. (Peabody, Mass.: Hendrickson, 2003), vol. 1, pág. 775.

Jesús y su ministerio. Si se dijo más adelante de Jesús, "¿No podía éste, que abrió los ojos al ciego, haber hecho también que Lázaro no muriera?" (11:37), seguramente habría sido dicho de cualquier discípulo discapacitado, "No podría el que abrió los ojos del ciego, ¿haber curado a esta persona?".[6]

Que tales conclusiones están tan profundamente arraigadas en teologías tradicionales de la discapacidad puede explicarse en parte porque las perspectivas han dado forma a la lectura del cuarto Evangelio como un todo. Este es el caso por el cual el motivo de luz/oscuridad que es central a Juan 9 funciona con otros dualismos para estructurar el Evangelio: muerte y vida, Moisés y Jesús, los judíos y los discípulos, y así sucesivamente.[7] De estos dualismos, el contraste luz/oscuridad es el más palpable, ya que está entretejido a lo largo de la narrativa juanina.[8] Desde el principio, se afirma claramente: la luz del Logos "resplandece en la oscuridad, y las tinieblas no la vencen" (1:5). Y eso se afirma repetidamente que Jesús es "la luz del mundo", y que "el que me sigue nunca caminará en tinieblas, sino que tendrá la luz de la vida" (8:12, ver 12:46). Esta es la base para que Jesús exhorte a sus oyentes, "la luz estará con ustedes un poco más, caminen mientras tienen la luz, para que la oscuridad no pueda vencerles. Si caminas en la oscuridad, no sabes a dónde vas. Mientras tengan la luz, crean en la luz, de modo que puedan ser hijos de luz" (12:35-36). Una presunción normal no cuestionaría

---

[6] Ver la discusión perspicaz del estudioso bíblico John M. Hull en In *The Beginning There Was Darkness: A Blind Person's Conversations with the Bible* (Harrisburg, Pa.: Trinity Press International, 2001), esp. Págs. 159-61. En este caso, por supuesto, Hull está expresando reacciones normadas a las narrativas evangélicas. Debo notar también que la relectura de Hull de la Biblia pone en tela de juicio el fundamento mismo de los supuestos videntes al insistir en que Dios no es sólo sino que también está ciego – en suma, insistiendo en que Dios mismo está más allá de la dicotomía visión/ceguera (véase la discusión de Hull en pp. 133-34 de 2 Crónicas 6:1, Salmo 18:1, Sal. 97:1-2; Sal. 104: 20; Sal. 139: 12; e Isaías 45:3, 70). También añadiría, siguiendo a Nils Røsæg, que el amplio alcance de la narración bíblica es paradójico al asociar la ceguera con la visión de Dios; ver Nils Aksel Røsæg, "The Blinding of Paul: Observations to a Theme", *Svenk Exegetisk Årsbok 71* (2006): 159-85, esp. 169-70.

[7] Véase Michael L. Humphries, "La fisiognomía de los ciegos: la historia joánica del hombre ciego", en *Reimagining Christian Origins: A Colloquium Honoring Burton L. Mack*, ed. Elizabeth A. Castelli y Hal Taussig (Valley Forge, Pa.: Trinity Press International, 1996), páginas 229-43, esp. pag. 237.

[8] Incluso hay un libro sobre el cuarto Evangelio con ese título: ver Homer A. Kent Jr., *Light in the Darkness: Studies in the Gospel of John* (Grand Rapids: Baker Book House, 1974).

la ecuación de la oscuridad con la ceguera, concluyendo que el valor de la vida de este hombre se encuentra sólo en la apertura de Jesús de sus ojos.

El problema se exacerba, desde esta perspectiva normal, en que el cuarto evangelio también habla explícitamente del juicio divino sobre el pecado, el mal, y las tinieblas del mundo: "Y este es el juicio, que la luz ha venido al mundo, y la gente amó la oscuridad más que la luz porque sus obras eran malas. Porque todos los que hacen el mal odian la luz y no vienen a la luz, para que sus actos no sean expuestos. Pero los que hacen lo que es verdadero vienen a la luz, para que se vea claramente que sus obras han sido hechas en Dios" (3:19-21).[9] Permanecer en la oscuridad, no sólo los pone bajo el juicio de Dios; también transforma a estas personas en amantes del mal y enemigos de la luz. Por lo tanto, mientras que aquellos en la luz son hacedores de la verdad y seguidores de Jesús, los que están en tinieblas, aman la mentira y odian a Jesús y a sus seguidores (7:7; 15:18-24; 17:14). Más al punto, los amantes de las tinieblas y de las mentiras provienen del "diablo, y... eligen hacer [los] deseos de su padre. Él fue un asesino desde el principio y no está en la verdad, porque no hay verdad en él. Cuando miente, habla según su propia naturaleza, porque es un mentiroso y padre de la mentira" (8:44). De esta manera, el motivo de luz/oscuridad funciona en el cuarto Evangelio para distinguir entre lo que se ha salvado y lo que se ha perdido, entre los elegidos y "el mundo" entre los discípulos de Cristo y los seguidores del demonio.[10]

Observe, entonces, lo que ha sucedido; Juan rompe la conexión entre discapacidad y pecado, dentro de su contexto más amplio, el relato del Evangelio insinúa y reinstancia los vínculos entre la discapacidad y el demonio. De acuerdo con la lógica normal, la lógica dualista del Evangelio funciona así:

---

[9] Sobre la oscuridad como símbolo de juicio en la Biblia hebrea, ver Elizabeth R. Achtemeier, "Jesus Christ, the Light of the World: The Biblical Understanding of Light and Darkness," *Interpretation* 17, no. 4 (1963): 439-49.

[10] Véase también mi ensayo titulado " "'The Light Shines in the Darkness': Johannine Dualism and the Challenge of Christian Theology of Religions Today" *Journal of Religion 89*, no. 1 (2009): 31 - 56, esp. 33-35.

Luz	Oscuridad
Cristo	El diablo
Divinidad	Lo demoníaco
Verdad	Mentiras
Santidad	Profanidad
Pureza	Impureza
Rectitud	Pecado
Salvación	Juicio
Vida eterna	Muerte
Obediencia	Desobediencia
Creyentes	Los Judíos
El elegido	El mundo

En este contexto, las interpretaciones clásicas de este pasaje suponen la historia de la salvación normal, vidente, y ableista que rechaza la ceguera y la discapacidad como aberrante. Después de todo, el punto de la historia es, como firmemente es presentado por el estimado erudito del Nuevo Testamento Raymond Brown, "el triunfo de la luz sobre las tinieblas".[11] En las propias palabras de Jesús, "Me es necesario hacer las obras del que me envió, entre tanto que el día dura; la noche viene, cuando nadie puede trabajar. Entre tanto que estoy en el mundo, luz soy del mundo" (9:4-5). Así que en este marco, ha llegado el momento de que Jesús realice la salvación y obra sanadora de Dios para este ciego; para que la gloria de Dios se manifieste en su vida, y para que la gloria se revele más claramente en su ser visto; y para que los judíos y los fariseos sean expuestos como guías ciegos y obreros de tinieblas que son, y para este ciego emerger como el instrumento de esa exposición.

Mi afirmación, sin embargo, es que la metáfora de la ceguera funciona inexorablemente hacia esas conclusiones sólo para aquellos que no pueden o no cuestionan con una perspectiva perspicaz. Son presuposiciones de videntes, no el texto mismo, que canonizan a Dios en términos de luz y visión, condenando así oscuridad y ceguera como defecto dentro del orden creado que debe ser finalmente eliminado. He hecho un esfuerzo particular para

---

[11] Raymond E. Brown, *The Gospel according to John (I-XII)* (Garden City, N.Y.: Doubleday, 1966), p. 379.

articular la lectura normal de este pasaje precisamente porque quiero demostrar lo profundamente arraigado que es el presuponer que sólo hay una respuesta teológica posible con respecto al ciego dentro de este marco, es decir, que debe ser sanado. En respuesta, quiero hacer tres contra observaciones desde una perspectiva de discapacidad.[12]

En primer lugar, la suposición que equipara la oscuridad y la ceguera supone el conocimiento, desde una perspectiva vidente, de que las personas ciegas sólo conocen la oscuridad y no reconocen la diferencia entre la oscuridad y la luz. De hecho, la mayoría de las personas ciegas pueden distinguir entre las dos e incluso son capaces de apreciar cómo esas metáforas funcionan sin ser ofendidas por ellas.[13] En otras palabras, se puede reconocer cómo las metáforas que estructuran los dualismos del Evangelio funcionan sin llegar a conclusiones negativas sobre el hombre nacido ciego.

De hecho —y ésta es la segunda contra observación— el retrato de Juan 9 se centra en lo contrario: que el hombre llega a ser un discípulo no necesariamente porque ya no es ciego y ahora ve físicamente, sino porque se ha movido en la espiritualidad de la oscuridad a la luz al venir a aceptar y adorar a Jesús como Señor. En cambio, los fariseos avistados eran incapaces de —o no estaban dispuestos a— hacer esta transición. La maravilla de las obras de Jesús no radica en la curación, sino en su capacidad para dividir la luz de la creencia de la oscuridad de la incredulidad. Del mismo modo, el ciego nacido no estaba tan entusiasmado con su curación como sorprendió de que los fariseos, sus examinadores, no reconocieran la relación de su sanador con Dios:

El hombre respondió: "¡Esto es asombroso! No sabes de dónde viene, y sin embargo abrió mis ojos. 31 Sabemos que Dios no escucha a los pecadores, sino que escucha a quien lo adora y obedece su voluntad. 32 Desde el principio del mundo no se ha oído que nadie haya abierto los ojos de una

---

[12] Para estas respuestas, vuelvo a las ideas de Wynn, "Johannine Healings and the Otherness of Disability", que han sido complementadas por intercambios de correo electrónico entre Wynn y yo en junio de 2010.

[13] Véase aquí la discusión de Susan Wendell, *The Rejected Body: Feminist Philosophical Reflections on Disability* (Nueva York y Londres: Routledge, 1996), pp. 80-81.

persona ciega. 33 Si este hombre no fuera de Dios, no podría hacer nada."(9:30-33).

Como la actitud del hombre manifiesta claramente, él pudo haber dado la bienvenida a la curación, pero más importante era el hecho de que había llegado a reconocer lo que 'Los oponentes' de Jesús no hicieron o no pudieron.

Tercero, es útil comparar y contrastar la curación del ciego nacido en Juan 9 con la del paralítico en el estanque de Siloé en Juan 5:1-18. En el primer caso, yo diría que las obras de Jesús ese día no fueron sólo para abrir los ojos de un ciego nacido sino para iluminar la "visión" de este hombre en contraste con la ceguera de los fariseos. En el segundo caso, sin embargo, la sanidad de Jesús produjo el peor pecado al que el hombre fue advertido: el de la incredulidad (5:14). En ambos casos, los hombres sanados no sabían originalmente quién era su sanador. El hombre nacido ciego llegó a defender a su sanador contra las acusaciones de los fariseos, incluso antes de que se reuniera con Jesús más tarde. El hombre del estanque de Siloé tuvo una segunda oportunidad para interactuar con Jesús (después que Jesús lo buscó), pero terminó volviendo a los fariseos con información que fue usada para precipitar la persecución de Jesús (5:15-16). Al estar absorbido en su sanidad más que en el sanador, y por conspirar con los fariseos en lugar de seguir a Jesús, ¡este hombre había caído en un pecado peor! En esta lectura, no hay tensión entre la vinculación del pecado (incredulidad) y la discapacidad en Juan 5 y la separación de ellos en Juan 9.

Una perspectiva de discapacidad pondría en duda las lecturas normales de estos textos bíblicos e iluminaría cómo éstos tradicionalmente han funcionado para oprimir a las personas con discapacidades. Esto nos permite poner de manifiesto otras posibles lecturas de la Biblia que no estigmatizan y marginan a las personas con discapacidades. Nos permite ver a través de (¡juego de palabras!) el dualismo capacidad/discapacidad para que la interpretación normal de la oscuridad y la metáfora de la ceguera (en este caso) puede ser contrarrestada por los propios términos del texto. El objetivo es ser más intencional acerca de cómo la Biblia puede ser redentora para las personas con discapacidades, a pesar de las implicaciones que cualquier lectura superficial (normada) del texto sugiere.

Volveremos al cuarto Evangelio más adelante para explorar cómo su cristología pospascual del cuerpo resucitado también tiene algo que contribuir a una teología contemporánea de la discapacidad; por ahora, sin embargo, seguimos leyendo en los Evangelios Sinópticos, particularmente en Lucas, para identificar otros peligros y excavar recursos adicionales relacionados con nuestra tarea.

Discapacidad en los Sinópticos: Entendimientos Tradicionales, Interrogaciones de Discapacidad

Nuestro enfoque en Juan era específico. Ahora nuestro cambio a los Evangelios Sinópticos de Mateo, Marcos y Lucas nos invita a reflexionar sobre un espectro más amplio de discapacidades. Hemos rechazado las conexiones entre la discapacidad y el pecado en Juan 9; pero en los Sinópticos vuelven a emerger, aunque en diferentes formas. Por lo tanto, tendremos que estar atentos sobre cómo funciona la hermenéutica normada, y ser más diligentes en el desarrollo de una teología redentiva de las discapacidades.

A continuación, emplearemos una perspectiva de la discapacidad para recuperar los mensajes de los Evangelios para una teología de la discapacidad.[14] Tendremos que aplicar esta perspectiva con mucha sensibilidad, especialmente a las narrativas de sanación, que se dispersan centralmente a través de los Evangelios. Con el fin de establecer algunos parámetros para nuestra discusión, nos centraremos en el Evangelio de Lucas, haciendo comentarios sobre otros Evangelios sólo en instancias selectas. En el centro del relato evangélico se encuentran los poderes curativos de Jesús, a través de los cuales, según se informó, "los ciegos reciben su vista, los cojos caminan, los leprosos son limpiados, los sordos oyen, los muertos resucitan, a los pobres les traen buenas noticias" (Lucas 7:22). El resultado no sorprende.

---

[14] Todavía necesitamos un estudio en profundidad de los Evangelios desde la perspectiva de la discapacidad. A mi entender, poco se ha hecho para centrarse en este material. Por ejemplo, véase Bruce Epperly, "Healing and Hospitality in Jesus'Ministry", en la *Graduate Theological Education and the Human Experience of Disability*, ed. Robert C. Anderson (Binghamton, N.Y.: Haworth Pastoral Press, 2003), págs. 81-91.

Ha sido anunciado no sólo por las descripciones proféticas del ministerio mesiánico (por ejemplo, Isaías 29:18-19, 35:5-6), sino también por el anuncio temprano de Jesús en el Evangelio de Lucas: "El Espíritu del Señor está sobre mí, Por cuanto me ha ungido para dar buenas nuevas a los pobres; Me ha enviado a sanar a los quebrantados de corazón; A pregonar libertad a los cautivos, Y vista a los ciegos; A poner en libertad a los oprimidos; A predicar el año agradable del Señor" (4:18-19). A partir de entonces, Lucas indica que el ministerio de Jesús está marcado por curaciones milagrosas: "todos los que tenían enfermos de diversas enfermedades, se lo trajeron; Y puso sus manos sobre cada uno de ellos y los curó" (4:40, ver 5:15 y 6:18). Hay curaciones específicas que incluyen fiebres (4:38-39), lepra (5:12-14; 17:12-14), parálisis (5:18-25), enfermedades terminales (8:41-42, 49-56), hemorragias (8:43-48), curvatura de la columna vertebral (13:10-13), ceguera (18:35-43) y otras enfermedades y males sin nombre (7:2-10). Incluso hay un informe explícito de alguien, prematuramente fallecido, resucitado de entre los muertos (7:11-15). Ahora bien, para que algunos piensen que el poder y el programa de curación de Dios sólo estaban destinados y limitados a la vida y ministerio de Jesús, el segundo volumen de la escritura de Lucas confirma lo contrario. En los Hechos de los Apóstoles, San Lucas el Evangelista continúa contando las buenas nuevas del poderoso trabajo del Espíritu Santo. En la narración evangélica, Jesús fue el ungido por el Espíritu para sanar a los enfermos; en el libro de Hechos, Jesús fue el que derramó el Espíritu sobre sus seguidores (Hechos 2:33) para que pudieran hacer grandes cosas. Ya en Lucas, Jesús les dio a los apóstoles ("enviados") "poder y autoridad sobre todos los demonios y para curar enfermedades... Para proclamar el reino de Dios y sanar" (Lucas 9:1-2, ver 10:8-9). En Hechos, los discípulos realizaron los milagros de sanidad que Jesús hizo por el poder del mismo Espíritu. La curación del paralítico en la puerta Hermosa (Hechos 3:1-11) confirmó el mensaje apostólico, y la reunión inicial de tres mil creyentes se había expandido a cinco mil en un período de tiempo aparentemente corto (ver 2:41 y 4:4). Los líderes apostólicos oraron al Señor: "...concede a tus siervos que hablen tu palabra con toda audacia, mientras extiendes tu mano para sanar, y señales y prodigios son hechos por el nombre de tu santo siervo Jesús" (4:30), y Dios respondió a sus oraciones:

"También un gran número de personas se reunirían de los pueblos alrededor de Jerusalén, trayendo a los enfermos y los atormentados por los espíritus inmundos, y todos fueron curados" (5:16).

Este ministerio de curación siguió a los discípulos que salieron en el poder del Espíritu desde Jerusalén y Judea hasta Samaria y los confines de la tierra (1:8). En Samaria, bajo el ministerio de Felipe el Evangelista, "muchos... que estaban paralizados o cojos fueron curados", y se realizaron muchas otras "señales y grandes milagros..." (8:7, 13; 14:3). Más tarde, en Cesarea, Pedro sanó a un hombre acosado y levantó a una mujer de entre los muertos, confirmando el patrón del ministerio de Jesús (9:32-42). Y el ministerio de San Pablo fue validado por sanidades en múltiples ocasiones de un hombre discapacitado en Listra (14:8-10), de los enfermos en Éfeso[15] (19:12, 15) y de un hombre con fiebre y disentería en la isla de Malta, así como de otros isleños enfermos (28:8-9). En resumen, la curación, como han venido a reconocer los intérpretes posteriores, era una señal del futuro reinado de Dios,[16] tanto en el ministerio de Jesús como en el testimonio misionero de sus seguidores.

Perennemente, entonces, el evangelio ha significado el alivio para los enfermos y para la gente con discapacidades. Estas historias han dado esperanza a las personas que de otro modo han sufrido a manos de médicos, charlatanes y gente en general. Para aquellos que están enfermos, en términos de sentimientos crónicos de insalubridad o de patologías médicamente diagnosticadas, Jesús como sanador debe ser celebrado. Aquellos en el Evangelio de Lucas que estaban en cama con fiebre o en cuarentena de la sociedad debido a su lepra dieron la bienvenida a una cura milagrosa. En este relato tradicionalista, la buena noticia se refiere al poder sanador de Dios.

Pero ¿qué pasa con los casos en los que las personas no están necesariamente enfermas, pero aún así están deterioradas? En el mundo de Jesús, los ciegos, los paralíticos y los discapacitados eran marginados sociales, y por lo tanto pueden haber puesto su esperanza primaria para su reincorporación en la sociedad, en su curación física. En nuestro mundo, tales

---

[15] En este caso de Éfeso, estas sanaciones se realizaron a través de pañuelos y delantales, que recuerdan a la sombra de Pedro que tiene poderes curativos en 5:15.

[16] Véase Howard Ervin, *Healing: Sign of the Kingdom* (Peabody, Mass.: Hendrickson, 2002).

individuos pueden no requerir sanación tanto como otras formas de adaptación social y tecnológica. Sin duda, muchos hoy que son ciegos o de otra manera discapacitados de la movilidad o sensorial pueden desear ser curados de sus condiciones; pero en algunos casos no necesitan ser curados ni quieren ser curados. Para los primeros, posiblemente vivir en un mundo normal produce esperanza para las curas, ya que es difícil para las personas con discapacidad internalizar algo distinto de la cosmovisión normal. Pero en muchos casos, las personas con discapacidades han encontrado maneras de vivir vidas productivas, satisfactorias y saludables incluso con sus condiciones, y se contentan con proceder de la misma manera.[17] Mi punto es que para esas personas, la cosmovisión normal impone expectativas que resultan en que el Jesús sanador es un enigma más que una fuente de esperanza. De hecho, es precisamente este marco de ser capaz que presume que sólo las personas sanas pueden ser seguidores auténticos de Cristo, ya que los Evangelios no registran a ninguna persona con discapacidad en ese papel. Este argumento del silencio es lo que estigmatiza a las personas con discapacidad por no cumplir con las expectativas normales. Y si las personas con discapacidad interiorizan esta perspectiva normal, se les anima a encontrarse carentes cuando son medidos según el testimonio apostólico: a menos que sean curados de sus condiciones, no tienen modelos que les muestren cómo promulgar o vivir el discipulado cristiano.

El problema con esta perspectiva normal incluye inferencias extraídas de otros lugares en los Evangelios. Como ya se argumentó, la perspectiva normal extrae conclusiones ilegítimas sobre la relación causal entre el pecado y la discapacidad de Juan 5:14. Lo mismo sucede con una perícopa que se encuentra en los tres Evangelios con respecto a la curación de Jesús de un hombre con parálisis (Mateo 9:2-8, Marcos 2:1-12, Lucas 5:17-26). En cada caso, los lectores normados observan que la curación del hombre sigue después del pronunciamiento de Jesús de perdón por sus pecados. Por lo tanto, también creen que Jesús, en su respuesta a los escribas y a los fariseos que trataban de atraparlo, relata los dos: "Pero para que sepáis que el Hijo del hombre tiene autoridad en la tierra para perdonar pecados" dijo al que estaba

---

[17] Documento tales perspectivas a lo largo de mi libro titulado *Theology and Down Syndrome: Reimagining Disability in LateModernity* (Waco, Tex.: Baylor University Press, 2007).

paralizado: 'Te digo, levántate y toma tu camilla y ve a su casa'"(Lucas 5:24). Más tarde, en el relato de Lucas, en respuesta a una pregunta sobre algunos desdichados galileos que habían sufrido hasta el punto de muerte bajo el cruel régimen de Pilato, Jesús respondió: "¿Pensáis que estos galileos, porque padecieron tales cosas, eran más pecadores que todos los galileos? Os digo: No; antes si no os arrepentís, todos pereceréis igualmente. O aquellos dieciocho sobre los cuales cayó la torre en Siloé, y los mató, ¿pensáis que eran más culpables que todos los hombres que habitan en Jerusalén? Os digo: No; antes si no os arrepentís, todos pereceréis igualmente" (13:2-5). Los lectores presumen que las maldiciones del pacto que permanecen en el fondo de la piedad y creencia judía del primer siglo vienen a la superficie: la persistencia en el pecado resultará continuamente en el juicio divino, incluyendo la discapacidad e incluso la muerte.[18]

Una perspectiva de la discapacidad, sin embargo, contesta que el perdón de Jesús y la curación son dos actos distintos. De hecho, los hombres que trajeron al paralizado a Jesús lo hicieron porque se dieron cuenta de que "el poder del Señor para sanar estaba con Él" (5:17), pero cuando Jesús vio su fe, dijo: "Amigo, tus pecados te son perdonados" (5:20). Entonces, sólo cuando los escribas y los fariseos estaban horrorizados de que Él hiciera lo que se suponía sólo Dios podía hacer (perdonar pecados), Jesús procedió a sanar al hombre. Su justificación explícita fue "para que sepan que el Hijo del Hombre tiene autoridad sobre la tierra para perdonar pecados" (5:24). En otras palabras, como Kerry Wynn acertadamente resume: "el perdón fue por el bien de la persona fiel con discapacidad; la curación fue una señal para los líderes religiosos incrédulos".[19] Así como nos equivocamos si vemos una relación causal entre el pecado y la discapacidad en Juan 5, así erramos si

---

[18] En la imaginación popular, la discapacidad se entiende a menudo en términos de la maldición primordial de la caída. Véase, por ejemplo, Dot Roberts, con Ricky Roberts, *A Walk Through Tears* (Lake Mary, Fla.: Creation House Press, 2003), pág. ix. Aquí un hombre que afirma que Dios sanó su retraso mental congénito insiste instantáneamente y milagrosamente en que los afligidos con tales condiciones permanecen bajo la maldición del pecado.

[19] Kerry H. Wynn, "Disability versus Sin: A Rereading of Mark 2:1-12", un documento no publicado presentado a la reunión anual de la Academia Americana de Religión en 1999; esta cita es de p. 10 de la versión electrónica. Una vez más, estoy agradecido a Wynn por compartir este papel conmigo.

pensamos que tal relación existe en esta perícopa sinóptica. Hay al menos un desafío más que cumplir en el rescate de referencias a la discapacidad en los Evangelios de la comprensión normal: esto tiene que ver con las etiologías judías del primer siglo que involucran al diablo y a sus espíritus malignos. No es sólo que Jesús exorcizó a los demonios y restableció a los endemoniados - él ciertamente lo hizo eso (Lucas 4:31-35, 41, 8:26-37). Pero también es cierto que la mayoría de estos casos implican lo que hoy se llamaría algún tipo de enfermedad mental, y que incluyen entre estos casos específicos en los que las condiciones de discapacidad tales como la epilepsia se atribuyen a los espíritus malignos. Así, cuando un joven dijo ser atormentado por un espíritu maligno fue traído a Jesús, él "reprendió el espíritu inmundo, curó al niño y lo devolvió a su padre"(Lucas 9:42b). En la versión de Marcos —que puede o no describir el mismo encuentro— el joven epiléptico sufría adicionalmente (al menos periódicamente) de sordera y mudez; en este caso Jesús respondió: "Tú, espíritu sordo y mudo... te ordeno, sal de él y nunca entres en él de nuevo" (Marcos 9:25, NVI).[20] Además, Lucas implica que la mujer encorvada fue afligida por un espíritu malo (Lucas 13:11).

Si estos pasajes se leen con supuestos normados incuestionables, se entiende que las enfermedades, impedimentos y discapacidades en todo el espectro provienen de espíritus demoníacos e inmundos. Así, en el cuarto Evangelio, Jesús como la luz del mundo ha sido enviado para exponer y ahuyentar la oscuridad, que implica abrir los ojos de los ciegos. En los Sinópticos, Jesús media el poder sanador del Espíritu de Dios para sanar a los enfermos. Como el apóstol Pedro proclamó en resumen a Cornelio y a su familia, el evangelio trata sobre "cómo Dios ungió a Jesús de Nazaret con el Espíritu Santo y con poder; cómo anduvo haciendo el bien y sanando a todos los que fueron oprimidos por el diablo, porque Dios estaba con él" (Hechos 10:38).

Una perspectiva de la discapacidad contemporánea tendrá que abordar estas etiologías con algunos recelos. Esto no necesariamente requiere la suspensión de todas las creencias con respecto a los espíritus malignos, para juzgar que esa cuestión sería una tarea demasiado compleja que nos llevaría

---

[20] 20. Véase J. Keir Howard, "The New Testament Exorcism and Its Significance Today", *Times Expository 96*, no. 4 (1985): 105 - 09.

demasiado lejos de lo que necesitamos en este libro. Mis precauciones, sin embargo, son dobles. Primero nosotros debemos observar que los escritores del Evangelio usan esta etiología sólo ocasionalmente; pueden no haber sido tan "mentalmente demoníacos" como los modernos a veces hacen que sean. Quizás estos eran auténticos casos de posesión demoníaca, con las manifestaciones físicas que los acompañan. Pero esto no requiere la conclusión normal de que todas estas manifestaciones son los resultados de la actividad demoníaca, aunque así podría ser entendido.

En segundo lugar, y llevando la discusión adelante, mientras que debemos rechazar la idea que la gente con inhabilidades está empapada en pecado o de alguna manera poseída por espíritus malos, también debemos ser sensibles al hecho que toda la experiencia humana en un mundo poslapsariano (caído) es potencialmente opresivo en un sentido general, y la experiencia de la discapacidad puede de hecho ser opresiva en maneras particulares, y a veces hecho por las fuerzas espirituales más allá de nuestro entendimiento. Pero si las personas con discapacidades están oprimidas, la mayoría de las veces es porque las personas sanas con valores normales y sesgos sociales las tratan con desprecio y desdén y producen estructuras sociales, políticas y económicas con una visión de mundo mayoritaria que devalúa a las personas con discapacidades, una cosmovisión que ellos a su vez interiorizan. Es por eso que hoy no podemos dejar de adoptar una postura interpretativa hacia las referencias a la discapacidad en los Evangelios que tanto desconfía como se opone a la orientación principal de las lecturas tradicionales.

Tal hermenéutica de la sospecha, sugiero, es una variante de aquellos enfoques interpretativos que intencionalmente leen material familiar desde un punto de vista minoritario o marginal.[21] Aunque este enfoque fue desarrollado originalmente por investigadores que trabajan en otros campos (como literario, feminista y postcolonial), la hermenéutica de la sospecha que he adoptado aquí funciona como una lente que cuestiona las lecturas recibidas de la Biblia porque suponen una perspectiva capaz. Para forjar entendimientos

---

[21] Más ampliamente, una hermenéutica de la sospecha "desafía las pretensiones de validez de ideas e ideologías". Véase Hans Georg Gadamer, "La hermenéutica de la sospecha", en *Hermeneutics: Questions and Prospects*, ed. Gary Shapiro y Alan Sica (Amherst, Mass., University of Massachusetts Press, 1984), págs. 54-65, esp. pag. 54.

alternativos, una hermenéutica de la discapacidad debe acercarse a las interpretaciones tradicionales cuidadosamente, probando sus sesgos, tendencias y compromisos normales. Sólo entonces será posible que expliquemos el texto de maneras que pueden ser menos marginales y más inclusivas de las personas con discapacidad.

Repensando la Fisiognomía Cristiana (Temprana): Redimiendo Lucas-Hechos

En el resto de este capítulo quiero cambiar la hermenéutica de la sospecha que resiste las lecturas tradicionales de las narrativas evangélicas con respecto a las discapacidades y adoptar otros dos enfoques interpretativos igualmente distintivos y recientemente desarrollados para redimir la historia de Jesús y la historia de los primeros cristianos de una teología de la discapacidad. Para nuestra tarea en esta sección, emplearemos una hermenéutica fisionómica; para nuestra tarea en la siguiente sección, emplearemos una hermenéutica pentecostal. Ambas son únicamente mi propia designación y formulación, aunque mi pensamiento en ambos registros ha sido informado significativamente por la erudición de otros, que identificaré en las notas a pie de página. Nuestro objetivo es volver a leer ambos volúmenes de Lucas con el propósito de articular una teología inclusiva de la discapacidad.

Lo que yo llamo la hermenéutica de la fisiognomía es tomado en gran medida del reciente trabajo de Mikeal Parsons sobre la fisiognomía (el estudio de las características corporales o externas para descubrir las características internas del temperamento y el carácter) en los escritos de Lucas.[22] Parsons recuerda a los lectores modernos que en el mundo griego antiguo, las formas físicas externas se pensaba que representan las tendencias morales y características internas a través de correlaciones anatómicas, etnográficas y zoológicas. Así, rasgos faciales tales como el ceño fruncido son expresiones de emociones internas (asociaciones anatómicas); las características físicas o conductuales que reflejan los rasgos animales, como el coraje, son indicativos

---

[22] Mikeal C. Parsons, *Body and Character in Luke and Acts: The Subversion of Physiognomy in Early Christianity* (Grand Rapids: Baker Academic, 2006).

de la personalidad moral interna (correspondencias zoológicas); y los perfiles étnicos y raciales, como los estereotipos geográficos y culturales, son indicativos de caracterizaciones loables o culpables (paralelismos etnográficos o raciales). Lo más importante para nuestros propósitos es la explicación de Parsons de que el sesgo normado funcionaba en el mundo antiguo tal como lo hace hoy, de modo que:

> el cuerpo del ciudadano romano era considerado como normativo; razas o grupos étnicos que exhiban desviaciones presuntas o reales de ese tipo de cuerpo estarían sujetos a la denigración. A menudo, cuanto más lejos vivía un grupo del centro político del imperio, más ese grupo recibía atributos monstruosos y exóticos (enanismo, gigantismo, etc.) para subrayar su "alteridad".[23]

Son específicamente los aspectos de la discapacidad de la antigua "ciencia" de la fisiognomía detallada por Parsons que figurará prominentemente en nuestra discusión.

La tesis central de Parsons en su estudio innovador es que Lucas empleó caracterizaciones fisiognómicas ampliamente aceptadas de su día y tiempo sólo para subvertir sus asociaciones morales y espirituales habituales. Lucas no fue el único entre los primeros autores cristianos en evitar el uso discriminatorio de las caracterizaciones fisiognómicas, y también es cierto que en algunos casos Lucas empleó asociaciones fisiognómicas tradicionales que potencialmente alimentan estereotipos deprecatorios de discapacidad. Por ejemplo, como se ha mencionado anteriormente, las referencias metafóricas a la ceguera en Juan funcionan de manera similar en el Evangelio de Lucas. Así, el anuncio de Lucas del ministerio de Jesús como la apertura de los ojos ciegos (Lucas 4:18) persiste —al menos metafóricamente— hasta el final de Hechos, donde el ministerio divino de Pablo se describe como abrir "sus ojos, para que se conviertan de las tinieblas a la luz, y de la potestad de Satanás a Dios" (Hechos 26:18); haciendo eco del profeta Isaías, que dice que los judíos tienen ojos pero que no pueden ver (Hechos 28:27, Isaías 6:9-10). Así, mientras que la vida y el ministerio de Jesús involucraban la curación de ojos ciegos y la

---

[23] Ibid. pp 25.

apertura de corazones espiritualmente cegados, su resurrección permaneció opaca a aquellos (es decir, los judíos en general) que resistieron su mensaje incluso iluminando los corazones y las mentes de sus discípulos y muchos gentiles temerosos de Dios.[24]

El libro de Parsons es importante para los problemas de la discapacidad, Parsons muestra cómo Lucas incluye cuentas fisionómicas que son únicas a su narrativa y al mensaje liberador del evangelio. Para probar su tesis, Parsons ofrece cuatro estudios de caso extendidos: los de la mujer encorvada (Lucas 13:10-13), Zaqueo (Lucas 19:1-10), el cojo en la Puerta Hermosa (Hechos 3:1-10), y el eunuco etíope (Hechos 8:26-40). Yo interactuaré con las interpretaciones fisiognómicas de Parsons desde una perspectiva de discapacidad más explícitamente informada.

Para empezar, afirmo que la perspectiva fisionómica de las perícopas involucrando a la mujer encorvada y al hombre cojo necesitan ser extendidos para discapacidad, ya que estas historias incluyen sanaciones que pueden tomarse, desde una perspectiva normal, para sugerir que todo el discipulado cristianos se basa en recibir curas corporales e integridad, y en eliminar las características que perjudican y discapacitan. Por supuesto, esto no quiere decir que debemos rechazar las curas si están disponibles, o que queremos socavar el ministerio de sanidad de Jesús o de la iglesia. Sin embargo, desde una perspectiva de discapacidad, es crucial subrayar que estas sanaciones son representativas de una realidad más fundamental: la obra salvadora de Dios en Cristo. En este marco, los relatos evangélicos se refieren menos a la curación de los cuerpos que a la autoridad y poder salvador de Cristo y su nombre. La

---

[24] Este uso de la ceguera como medio de acusación, particularmente de los judíos, es omnipresente a través de los Evangelios e incluso del Nuevo Testamento. Con respecto a Lucas, esto es discutido por un autor que parece ser uno de los estudiantes de Parsons: Chad Hartsock, *Sight and Blindness in Luke-Acts: The Use of Physical Features in Characterization*, Biblical Interpretation Series 94 (Leiden: Brill, 2008), cap. 6. Para Mateo, véase W. R. G. Loader, "Son of David, Blindness, Possession, and Duality in Matthew", Catholic Biblical Quarterly 44, no. 4 (1982): 570- 85. ForMark, véase Joseph B. Tyson, "La ceguera de los discípulos en Marcos", Journal of Biblical Literature 80, no. 3 (1961): 261 - 68. Para Juan, véase Jennifer L. Koosed y Darla Schumm, "Out of the Darkness: Examining the Rhetoric of Blindness in the Gospel of John", Disability Studies Quarterly 25, no. 1 (2005) [www.dsq-sds.org]. Y en general, vea Steven J. McMichael, "Did Isaiah Foretell Jewish Blindness and Suffering for Not Accepting Jesus of Nazareth as Messiah? A Medieval Perspective", *Biblical Theology Bulletin* 26, no. 4 (1996): 144 - 51.

obra salvadora de Dios puede ocurrir incluso si la curación física no sucede, y haríamos bien en asegurar a las personas con discapacidades que las sanaciones no son la norma por la cual medir la realidad de la salvación divina.

Dicho esto, también quiero enfatizar que Parsons correctamente muestra cómo la narración de Lucas refleja el poder subversivo de las caracterizaciones fisiognómicas. El caso de la mujer encorvada, particularmente con respecto a que ella es central en el intercambio entre Jesús y el líder de la sinagoga sobre el tema de su sanidad en el sábado (Lucas 13:14-17), refleja la subversión de convenciones establecidas de poder en al menos tres niveles: (1) la del nivel fisiognómico: una figura curvada triunfa sobre una que está derecha; (2) la de género: en este caso, los derechos de la mujer triunfan sobre la autoridad masculina, incluso cuando ésta está respaldada por toda la tradición sinagógica y sabática; y (3) la de aceptabilidad social: la mujer alaba a Dios y se va a casa, mientras que el líder de la sinagoga y sus colegas "se avergonzaron; y toda la multitud se regocijaba de todas las maravillas que hacía [Jesús]" (13:17). Aquí Parsons es claro: en las manos de Lucas, el evangelio subvierte los estereotipos fisiognómicos y las expectativas del mundo mediterráneo del primer siglo, de modo que incluso las personas "lisiadas" y espiritualmente oprimidas como esta mujer están incluidas entre el nuevo pueblo de Dios. La perspectiva de la discapacidad se regocijaría no sólo porque lo que estaba doblado ahora es recto, sino porque Dios intervino para salvar y liberar a esta mujer de las fuerzas sociales opresivas en su entorno.

La curación del hombre en la Puerta Hermosa debe ser entendida de manera similar, aunque aquí probablemente haya más en juego. El punto de Parsons es resaltar las referencias fisionómicas a los tobillos y pies fortalecidos del hombre (Hechos 3:7) para mostrar cómo las debilidades morales asociadas con la cojera se transforman en este texto para que lo que emerge sea un seguidor espiritualmente comprometido y entusiasta de Dios en Cristo: "Saltando, se puso en pie y comenzó a caminar, y entró en el templo con ellos, caminando y saltando y alabando a Dios" (3:8). Pero aunque conceda la validez de una lectura fisiognómica de este pasaje, debo señalar que sigue habiendo un problema potencial para una teología de la discapacidad. Lo que se redime son las connotaciones espirituales negativas asociadas con la caracterización externa de la cojera. Sin embargo, al final, la subversión de Lucas equivale a un respaldo, aunque sea a través del silencio, de la suposición fisiognomática normal de que la cojera es un rasgo físico indeseable debido a sus asociaciones morales y espirituales. Además, la observación normal puede ser que incluso aquí, es un hombre curado que entra en el templo, y esto apoyaría, aunque inconscientemente, las prohibiciones levíticas, así como la intuición de que el prerrequisito para el discipulado cristiano es la curación corporal. En los próximos dos capítulos voy a refutar explícita y finalmente la noción normal de que sólo los cuerpos no discapacitados son suficientemente santos y puros para realizar la obra de Dios. Mientras tanto, sin embargo, reconocer que estas son suposiciones capaces permite un análisis crítico de lo que de otra manera se da por sentado. Y en respuesta, una perspectiva de discapacidad podría enfatizar la liberación de este hombre a través del poder de Dios manifiesto en su encuentro con Pedro y Juan, y afirmar simultáneamente que la falta de cura para la discapacidad no debe conducir a una devaluación de la vida de las personas con discapacidades.

Esta insistencia — que las personas con sus discapacidades son a imagen de Dios — se refleja particularmente en los relatos de Lucas sobre Zaqueo y, especialmente, sobre el eunuco. Ni "se cura" ni su "defecto" físico es eliminado. Estas son buenas noticias desde la perspectiva de la discapacidad, su inclusión en el pueblo de Dios *tal como son*.

En el caso de Zaqueo, su falta de estatura (Lucas 19:3) ha sido "generalmente vista en términos fisionómicos como reflejando 'pequeñez en espíritu'", mezquindad, avaricia, y otras características despectivas en el mundo antiguo.[25] Sin embargo, Jesús claramente se sale de su camino para visitar a este hombre de baja estatura (que no es menos un pecador — ¡un recaudador de impuestos!), acepta su arrepentimiento, y pronuncia, "Hoy la salvación ha llegado a esta casa porque también él es hijo de Abraham" (19:9). Esto puede ser lo más cerca que abordemos los Evangelios y encontremos una "persona discapacitada" legitimada como seguidor de Cristo, aunque el estado de discapacidad del enanismo sigue siendo discutido hoy en día.[26] Sin

---

[25] Parsons, *Body and Character in Luke and Acts*, p. 99.
[26] En el ámbito del deporte con discapacidad, la Dwarf Athletic Association of America está incluida entre las organizaciones deportivas; véase Michael J. Paciorek y Jeffery A. Jones,

embargo, el punto es que Jesús no trató a Zaqueo como si algo estaba mal con él que no estaba mal con los demás. Zaqueo estaba en pie de igualdad con todos los demás: tuvo que arrepentirse — en lugar de ser hecho más alto — para ser contado como un hijo de Abraham.

Si temprano en Hechos la sanidad del hombre cojo en la Puerta Hermosa implica, por lo menos desde una perspectiva normal, que uno debe ser sanado antes de entrar en el santuario santo, entonces la no curación del eunuco etíope posterior en el libro rompe tales restricciones.[27] Los que dudan de que los eunucos sean incluidos en las consideraciones contemporáneas con respecto a una teología de la discapacidad deben notar que en las tradiciones bíblicas, los varones castrados fueron categorizados entre aquellos con "testículos aplastados" y otros defectos físicos, sensoriales y funcionales identificados en el Código de Santidad (Levítico 21:17-23). Sin embargo, como señala Parsons, la inclusión de Lucas de la historia del eunuco etíope es poderosamente subversiva porque muestra cómo las tres categorías de estereotipos griegos antiguos fueron socavadas: ni el origen etíope del eunuco (el estereotipo etnográfico), ni su deformidad física (el anatómico), ni su asociación con la debilidad representada por las ovejas en el pasaje de Isaías que estaba leyendo (el zoológico, ver Hechos 8:32-33 e Isaías 53:7-8) obstaculizó el bautismo e inclusión del eunuco en el futuro reinado de Dios.

Pero se puede decir más, ya que el fenómeno del eunuco era aún más problemático para los judíos del primer siglo. Esto se debía a que la ley mosaica excluía explícitamente a los eunucos de participar en el culto litúrgico y en el culto al antiguo Israel: "No entrará en la congregación de Jehová el que tenga magullados los testículos, o amputado su miembro viril" (Deuteronomio 23:1). Sin embargo, este relato de Lucas explica cómo la aceptación del eunuco comenzó a cumplir la promesa de YHWH de incluir a los eunucos tal como eran en la redención final de Israel como el nuevo pueblo de Dios (Isaías 56:3-5).[28] (En el capítulo 5), veremos cómo las propias

---

Disability Sport and Recreation Resources, 3ª ed. (Traverse City, Michigan: Cooper Publications, 2001), pág. xx.

[27] La siguiente discusión del eunuco es un compendio del Capítulo 19 en mi libro *Who Is the Holy Spirit? A Walk with the Apostles* (Brewster, Mass.: Paraclete Press, 2011).

[28] Saul Olyan sugiere que este pasaje de Isaías puede ser el único texto en la Biblia hebrea que resiste la estigmatización de aquellos con "defectos" corporales. *(mumim)*. Vésae Olyan,

enseñanzas de Jesús prefiguraron la inclusión escatológica — sin mencionar la inclusión eclesiológica — de personas como el eunuco. Por el momento, sin embargo, sólo es importante notar que esta redención final es anunciada aquí de una manera que invierte las exclusiones del Antiguo Testamento. Y si los que tienen testículos mallugados son ahora aceptados entre el pueblo de Dios, ¿no se espera que aceptemos a otros con defectos y manchas, incluso en los lugares más sagrados que hasta ahora se les ha prohibido entrar?

La hermenéutica de la fisionomía subversiva de Parsons, destilada de Lucas, sugiere que la redención del pueblo de Dios incluiría a personas como el eunuco y Zaqueo, no "arreglados" para que puedan cumplir con nuestros estándares sociales de belleza y deseabilidad, sino que se incluyen tal como son, precisamente como un testimonio del poder de Dios para salvarnos a todos "normales" de nuestras actitudes discriminatorias, acciones inhóspitas y formas sociales y políticas de exclusión social. Así como Jesús aceptó al despreciado y de corta estatura (físicamente defectuoso) Zaqueo, la iglesia primitiva aceptó al eunuco con discapacidad física, según el registro de Lucas. Es cierto que en muchos otros casos, Jesús y los apóstoles sanaron a los enfermos y "discapacitados" por el poder del Espíritu. Sin embargo, en estos dos casos, Jesús declaró la llegada de la salvación a la casa de Zaqueo (Lucas 19:9) y Felipe bautizó al eunuco (Hechos 8:38) sin ninguna inversión de sus condiciones físicas. En estas historias liberadoras y subversivas, encontramos otra irónica inversión de Lucas:[29] la redención de la discapacidad no necesariamente consiste en la sanación de las discapacidades, sino que implican la remoción de las barreras — sociales, estructurales, económicas, políticas y religiosas/teológicas — que obstaculizan a las personas con cuerpos temporalmente capacitados de acoger y ser hospitalarios con las personas con discapacidades. Por eso es que la hermenéutica fisiognómica de

---

Disability in the Hebrew Bible: Interpreting Mental and Physical Differences (Cambridge: Cambridge University Press, 2008), pp. 11-12, pp. 84-85.

[29] En el Magnificat de María se anuncia la teología de las irónicas inversiones de Lucas: "Quitó de los tronos a los poderosos, Y exaltó a los humildes. A los hambrientos colmó de bienes, Y a los ricos envió vacíos" (Lucas 1:52-53); también es pronunciado por Jesús: "los últimos serán los primeros, y los primeros serán los últimos" (13:30). Para más discusión, vea John O. York, *The Last Shall Be First: The Rhetoric of Reversal in Luke,* Journal for the Study of the New Testament Supplement Series 46 (Sheffield, U.K.: JSOT Press, 1991).

Lucas da lugar a una visión inclusiva de la redención de Israel y el reino de Dios.

Pentecostés y una Nueva Teología de Diversas Dis/Capacidades

En la última parte de este capítulo, quiero basarme en la lectura subversiva anterior de Lucas-Hechos, expandiéndome hermenéuticamente en el Día de Pentecostés, narrativa que figura prominentemente en el segundo volumen de Lucas. En particular, quiero sostener que estas inclusiones –de la figuras fisionómicamente sospechosas y estigmatizadas como Zaqueo y el eunuco etíope– deben darse por sentado en el imaginario teológico centrado en el derramamiento del Espíritu sobre toda carne en el Día de Pentecostés (Hechos 2:17).[30] Hay tres pasos para mi argumento: (1) una explicación de una hermenéutica inclusiva de la discapacidad, extraída del relato del Día de Pentecostés; (2) una elaboración de la implicación epistemológica de tal principio de inclusión de la discapacidad en la obra de Lucas; y (3) la formulación de una teología de encarnación de Lucas que no privilegia las capacidades sensoriales y kinestésicos normales. Nuestro objetivo en lo que sigue es desarrollar una teología de testigos que destaca la diversidad de capacidades entre los miembros del cuerpo eclesial.

El Milagro de Pentecostés: Una Lectura Inclusiva de la Discapacidad

Es por ahora un lugar común considerar la inclusión de la narrativa del Día de Pentecostés en términos lingüísticos y culturales.[31] Estos están, por

---

[30] Es en esta sección del libro que hablo más explícitamente como teólogo pentecostal, extendiendo así la tesis que defendí en *The Spirit Poured Out on All Flesh: Pentecostalism and the Possibility of Global Theology* (Grand Rapids: Baker Academic, 2005), Esp. Ch. 4. Los temas específicamente carismáticos también serán intrínsecos a mi argumento en el capítulo siguiente, aunque allí, tales motivos carismáticos pertenecen tanto a la iglesia católica como al pentecostalismo moderno. En general, pentecostal es una interpretación adjetival de mi interpretación de la narración del día de Pentecostés en Hechos 2. Mi convicción es que mientras que lo que sigue está específicamente informado por mi perspectiva pentecostal, su valor no se limita a las comunidades pentecostales.

[31] Véase, por ejemplo, Samuel Solivan, *The Spirit, Pathos, and Liberation: Toward an Hispanic*

supuesto, conectados. Sin embargo, dado los resultados de nuestra lectura fisiognómica de Lucas y Hechos, yo resistiría limitar la inclusión del Día de Pentecostés a estas dos categorías. Más explícitamente, yo diría que la aceptación de Jesús de Zaqueo y la aceptación del apóstol del eunuco nos invitan a pensar en cómo los primeros cristianos eran subversivos de convenciones que excluían a aquellos con cuerpos defectuosos. Para señalar este punto, empecé por notar en el relato de Pentecostés no sólo la diversidad de lenguas, sino la pluralidad de modos de comunicación. [32]

El milagro de Pentecostés ha sido perennemente entendido, al menos en parte, como el milagro del habla inspirada. Pero este milagro es sólo un medio hacia un fin, que es la manifestación de "las obras de poder de Dios" (Hechos 2:11). Leído de esta manera, los medios pueden ser vistos como subordinados al final, y Dios podría haber elegido otros medios para lograr este fin. Siguiendo esta línea de pensamiento, si Dios no sólo es capaz de inspirar el habla, sino que también ha creado los miembros corporales a través de los cuales el habla es producido, entonces la incapacidad de hablar no es obstáculo para lo que Dios puede hacer, ya que Dios es tan capaz de cumplir sus intenciones comunicativas utilizando otros medios. Desde una perspectiva de discapacidad, entonces, el Dios que crea al mudo o habilita el habla del tartamudo (Éxodo 4:10-12) es el único quien autoriza toda comunicación acerca de las maravillosas obras de Dios.

Pero, segundo, también hay una lectura minoritaria de la narrativa de Pentecostés que ve su milagro como uno de audiencia inspirada. Lucas registra la respuesta de la muchedumbre que "cada uno los *oyó* hablar en la lengua nativa de cada uno"(Hechos 2:6) y que "en nuestras propias lenguas

---

Pentecostal Theology (Sheffield, U.K.: Sheffield Academic Press, 1998), pp. 112-18, y Frank D.Macchia, "The Tongues of Pentecost: A Pentecostal Perspective on the Promise and Challenge of Pentecostal/Roman Catholic Dialogue", *Journal of Ecumenical Studies 35*, no. 1 (1998): 1 - 18.

[32] Me doy cuenta de que mi interpretación de Hechos 2 en los siguientes párrafos es más inferencial de lo que algunos pueden sentirse cómodos. Simplemente estoy proponiendo una lectura posible en lugar de una necesaria, según lo informado por una hermenéutica de la discapacidad. Aunque al final los lectores estarán probablemente de acuerdo o no por diferentes razones, mi afirmación es que Lucas puede ser leído desde una perspectiva contemporánea como más amigable que hostil a la discapacidad. Por lo tanto, esta interpretación específica de la discapacidad de Hechos 2 necesita ser entendida contra mi relectura de Lucas-Hechos como un todo. Véase también mi libro *Who Is the Holy Spirit?*.

oímos hablando de las obras de poder de Dios" (Hechos 2:11).[33] Así, el Espíritu no empodera con *xenolalia*, el hablar idiomas no aprendidos, sino *akolalia*, el oír y comprender lenguas no aprendidas.[34] Pero, de nuevo, este milagro de oír puede ser visto como subordinado a los fines previstos que manifiestan las maravillas de Dios. Así que en este caso, si Dios no sólo es capaz de permitir la audición sino que también ha creado los miembros corporales a través de los cuales la audición se realiza. Sugiero que la incapacidad para oír no es en sí misma un obstáculo para lo que Dios puede hacer para revelar sus obras gloriosas, ya que Dios puede adoptar otros medios para cumplir sus intenciones comunicativas.

En resumen, una perspectiva de discapacidad simplemente insistiría en que el Dios que crea sordera o permite la comunicación a través de signos (por ejemplo, como Zacarías, que se dice que era mudo, no sordo; Lucas 1:22, 62-63) es también uno cuyos actos de habla son capaces de ser manifestados y recibidos a través de la diversidad de interacciones fenomenológicas e incorpóreas.

Esto conduce, en tercer lugar, a mi propuesta de que el discurso comunicativo de Dios nos involucra a través de la multiplicidad de nuestras capacidades sensoriales. Sobre el día de Pentecostés, el mismo Pedro reconoció que el derramamiento y el don del Espíritu Santo fueron vistos y oídos (Hechos 2:33). Los pentecostales se han centrado generalmente en lo que ha sido más explícito en la narración de Hechos 2 el "estruendo como de un viento recio que soplaba" y las "lenguas repartidas, como de fuego" que se posaron sobre cada uno (2:2-3). Sugiero, sin embargo, que estos sonidos e imágenes *explícitamente tematizados*, junto con las capacidades sensoriales que funcionaban como medios (oír y ver), no son exclusivos de las otras modalidades sensoriales que constituyen nuestro estar en el mundo. Qué tal si el milagro de Pentecostés no se limita a hablar, oír y ver, sino también a tocar, sentir y percibir ¿Y si el discurso inspirado no es el único medio para

---

[33] He añadido la cursiva en ambos versos; gracias a Steven Fettke por recordarme enfatizar este punto.

[34] Para algunas de las distinciones entre xenolalia y akolalia, ver R. S. Spittler, "Glossolalia", en el *he New International Dictionary of Pentecostal and Charismatic Movements*, edición revisada y ampliada, ed. Stanley M. Burgess y Eduard M. Van Der Maas (Grand Rapids: Zondervan, 2002), páginas 670 - 76, en 670.

dar testimonio de las obras maravillosas de Dios, sino que es uno de una pluralidad de capacidades corporales sensibles y kinestésicas a través de las cuales Dios está presente y activo entre nosotros? ¿Qué pasa si el don pentecostal del Espíritu redime a todas las personas —Zaqueo y el eunuco etíope incluidos— no transformándolos en estándares de normalidad sanos o "arreglando" sus incapacidades o impedimentos para que puedan interactuar con nosotros en nuestro términos, sino transformándonos y restaurándonos a todos para que juntos podamos ser el pueblo de Dios?

Considero este conjunto de propuestas como una extensión de la opinión de que la procedencia étnica y nacional en Hechos 2:7-11 es representativa y no exhaustiva. Mi punto es que la visión inclusiva de Lucas del Día del Señor intersecta no sólo con las coordenadas de la lengua, la etnicidad, el género, la clase y la cultura, sino también con la coordenada de encarnación, incluyendo la habilidad y la discapacidad. Por consiguiente, el milagro de Pentecostés es irreductible al de la palabra o de la audición; en cambio, el derramamiento del Espíritu desata muchas lenguas y muchos sentidos —muchas modalidades comunicativas diferentes— para dar testimonio y recibir el testimonio de las maravillas de Dios. Todas las formas y todos los tipos de dis/capacidades, entonces, serían posibles conductos para la obra reveladora del Espíritu, a aquellos que serían receptivos al derramamiento del Espíritu. Si esto es cierto, independientemente de que las credenciales de Lucas como médico resistan el escrutinio crítico, se puede entender que cumplió el juramento de Hipócrates —excepto que en lugar de (simplemente) informar sobre la curación de los enfermos y discapacitados, su narrativa sería un discurso-acto performativo, una invitación a cada uno de nosotros a habitar el nuevo mundo del Espíritu en el que la estigmatización y marginación de las personas con discapacidades e impedimentos sensoriales no tendrán parte.

La Epistemología de Pentecostés: Muchas Lenguas, Muchos Sentidos, Muchas Capacidades

Veamos ahora si puede hacerse un caso más seguro para el motivo teológico de "muchas lenguas y muchos sentidos" capaz de dar testimonio y recibir el testimonio de las maravillosas obras de Dios. Hay dos partes básicas para el siguiente argumento: una visión general de la epistemología operativa en la narración de Lucas que muestra cómo hay múltiples modos de conocimiento humano e interacción (esta subsección), y una discusión más centrada de la teología holística de Lucas de la encarnación, especialmente en sus dimensiones kinesiológicas como se manifiesta en el tacto que se inspira en el Espíritu (subsección siguiente). A lo largo de todo, presumo que la unción carismática del Espíritu de toda la vida y ministerio de Jesús en el Tercer Evangelio y la extensión de esa unción en la efusión del Espíritu sobre toda carne en Hechos, de modo que toda la narración de Lucas pueda ser entendida como acerca de los "actos del Espíritu Santo". Mi meta es bosquejar una teología pentecostal holística de encarnación que a su vez abra el espacio conceptual para la teología neumatológica de la discapacidad, más allá de enfatizar sólo la curación de cuerpos y mentes discapacitadas.

Con este fin, quiero explorar más el significado de ver y oír como central a la teología de Lucas de llevar y recibir el testimonio del Espíritu. Este acoplamiento ocurre a través del relato de Lucas. Los pastores alabaron a Dios "por todo lo que habían oído y visto" (Lucas 2:20); los discípulos habían visto y oído lo que no habían hecho los profetas y reyes (Lucas 10:24), y más tarde no pudieron sino testificar lo que habían visto y oído (Hechos 4:20); la muchedumbre samaritana escuchó y vio las señales que hizo Felipe (Hechos 8:6); y Pablo mismo fue llamado a dar testimonio al mundo de todo lo que había visto y oído (Hechos 22:15). Esta combinación de ver y oír es una caracterización bastante normal de los dos sentidos epistémicos dominantes. Como es evidente de lo anterior, ninguno de los dos es privilegiado sobre el otro; no hay una forma estándar por la cual uno siempre precede y el otro continúa. Pero quiero sugerir que desde la perspectiva de la discapacidad, su emparejamiento es significativo porque señala no una sino dos modalidades básicas del conocimiento humano.

Esta observación ya avanza la discusión de la epistemología pentecostal y neumatológica.[35] Dentro de un esquema pentecostal en el que el

---

[35] Las propuestas para una epistemología pentecostal todavía están en las etapas iniciales; para las discusiones iniciales, véase Mark J. Cartledge, *Practical Theology: Charismatic and Empirical Perspectives* (Carlisle, U.K., y Waynesboro, Ga .: Paternoster, 2003), cap. 3; y a James K. A. Smith, *Thinking in Tongues: Pentecostal Contributions to Christian Philosophy*, Pentecostal Manifestos series (Grand Rapids: Wm. B. Eerdmans, 2010), cap. 3. En mi propio trabajo, he

habla inspirada es quizás la manifestación central del empoderamiento del Espíritu para el testimonio, la forma principal de comunicación es hablar y el modo primario de saber es oír. Sin embargo, nuestra discusión demuestra que ver también es importante, y no sólo cuando se combina con la audición. Por lo tanto, también hay ocasiones dentro de la narración de Lucas cuando la salvación de Dios se observa específicamente como vista antes que oída (Lucas 2:30; 3:6; Hechos 3:17). Incluso en el corazón mismo del relato de Pentecostés, no sólo profetizarán los hijos e hijas, sino que "vuestros jóvenes verán visiones, y vuestros ancianos soñarán sueños" (Hechos 2:17b). Aquí, ver se produce bajo el poder y la inspiración del Espíritu, incluso cuando nuestros ojos están cerrados, ¡incluso cuando estamos dormidos! Mi punto es que además de hablar y oír, está la vista, y que la obra reveladora y salvadora del Espíritu se realiza no sólo a través del medio oral de testimonio sino también a través de los medios "visuales" de ver, imaginar y soñar.

Desde esta perspectiva, vamos a volver a leer la narración de Lucas del hombre ciego (Lucas 18:35-43) como un caso en relación con las modalidades multisensoriales y las actividades multidimensionales en las que fue testigo de la presencia y la actividad de Dios. (1) Mientras que se *sienta* a la orilla del camino, él no es enteramente pasivo: él está *pidiendo*. (2) *Escucha* la multitud pasar, y pregunta qué está pasando. (3) Su persistencia resulta en *ser traído* o *llevado a* Jesús (por otros). (4) Él *persiste en gritar*: "¡Jesús, Hijo de David, ten misericordia de mí!" Y cuando Jesús le pregunta qué quiere, él *responde*: "Señor, déjame ver de nuevo". (5) Al recibir su vista, *sigue* a Jesús y glorifica a Dios. Tenga en cuenta que el ciego da testimonio de las maravillosas obras de Dios no sólo al recibir su vista a la orden del Hijo de Dios ungido por el Espíritu, sino también mostrando fe, como se manifiesta en su agudeza y respuesta. Tengamos en cuenta también que su sanidad está mediada por aquellos a su alrededor que tomaron el tiempo para testificar e interactuar con él (llevándolo a Jesús), y luego regocijándose con él.

---

esbozado los contornos de lo que yo llamo una "epistemología neumatológica" según lo informado por la espiritualidad pentecostal: véase Yong, *Spirit-Word-Community: Theological Hermeneutics in Trinitarian Perspective* (Aldershot, U.K. y Burlington, Vt .: Ashgate, Eugene, Ore .: Wipf & Stock, 2002), Parte II.

Mi afirmación es una extensión del énfasis de David Daniels en la recepción del sonido y la audición, en lugar de lo que los pentecostales tradicionalmente se centran (habla y palabras).[36] Puesto que el pentecostalismo se constituye de manera esencial por su música, culto, sonido, "gritos primarios" y los ruidos alegres, la oralidad pentecostal requiere audio pentecostal para su finalización. Así, el oído es central para la espiritualidad pentecostal y la piedad, tal vez tanto como si no fuera más que el habla es central para el testimonio pentecostal. Daniels también menciona al pasar al sentido del tacto (en el don de instrumentalización), la vista (ver visiones), el hablar (cantar) y la escritura (poesía), y concluye: "Dentro del sensorio pentecostal, el binario oralidad-alfabetización de la iluminación fue refundida de una manera que desafió el acoplamiento de la razón y la alfabetización y la jerarquía de los sentidos que privilegian la vista".[37]

Sobre la base de las propuestas de Daniels, observaría desde una perspectiva de discapacidad que en lugar de "normalizar" el ver o el oír en formas que marginan a las personas ciegas y/o sordas, el texto de Lucas sugiere que sólo una de estas capacidades sensoriales es necesaria para encontrar y luego dar testimonio de la obra del Espíritu. Si es así, ni la ceguera ni la sordera excluirían a las personas de ser receptores o vehículos de la obra graciosa y carismática del Espíritu. Por extensión, las personas sordas y mudas también serían capaces de recibir el don del Espíritu y de llevar los frutos del Espíritu.[38]

---

[36] David D. Daniels III, "'Gotta Moan Sometime': A Sonic Exploration of Ear witnesses to Early Pentecostal Sound in North America,", *PNEUMA: The Journal of the Society for Pentecostal Studies* 30, no. 1 (2008): 5-32.

[37] Daniels, "'Gotta Moan Sometime", p. 29.

[38] Las investigaciones recientes sobre la teología de los sordos que han abordado este punto han sido realizadas por Roger Hitching, *The Church and Deaf People: A Study of Identity, Communication, and Relationships with Special Reference to the Ecclesiology of Jürgen Moltmann* (Carlisle, UK y Waynesboro , Ga .: Paternoster, 2003); Hannah Lewis, *Deaf Liberation Theology* (Aldershot, U.K., y Burlington, Vt .: Ashgate, 2007); y Wayne Morris, *Theology without Words: Theology in the Deaf Community* (Aldershot, U.K., y Burlington, Vt .: Ashgate, 2008).

La Hermenéutica de Pentecostés: Dis/Capacidad Kinestésica y una Teología del Testigo

En el resto de este capítulo quiero ampliar nuestra discusión para incluir las capacidades corporales que tienen implicaciones para tratar con una gama mucho más amplia de discapacidades que la ceguera, la sordera y la mudez. Comienzo observando, por ejemplo, la función perceptiva de las sensibilidades afectivas del cuerpo.[39] En el camino de Emaús, los dos discípulos vieron y oyeron a Jesús, pero no lo reconocieron hasta que rompió el pan. Sin embargo, en ese momento, ambos se dieron cuenta: "¿No estaban ardiendo nuestros corazones en nosotros mientras hablaba con nosotros en el camino, mientras él nos abría las Escrituras?" (Lucas 24:32). Más tarde, el Cristo resucitado invita a los discípulos a "Mirar mis manos y mis pies; vean que soy yo mismo. Tóquenme y miren; porque un fantasma no tiene carne ni huesos como veis que tengo" (Lucas 24:39). Mientras que en este último caso, el tacto juega un papel probatorio que confirma lo que se ve, en el primer caso es plausible ver el sistema somático entero como afectivamente involucrados en un proceso de discernimiento.[40]

Sin embargo, cuando pasamos de modalidades epistémicas a ministeriales y misiológicas, el tacto puede desempeñar un papel mucho más expansivo en la narrativa de Lucas. La acogida de los hijos por parte de Jesús, por ejemplo, llevó al pueblo a traer a sus hijos a él "para que los tocara" (Lucas 18:15). La aceptación palpable de Jesús de los niños y de la gente en

---

[39] Stephen D. Moore, *Mark and Luke in Poststructuralist Perspective: Jesus Begins to Write* (New Haven y Londres: Yale University Press, 1992), especialmente los capítulos 4-8, proporcionan un intrigante análisis de los oídos, la boca, ojos, nariz y cuerpo en el texto de Lucas. En un momento, por ejemplo, Moore escribe: "Oler es dibujar en aire, viento, *pneuma*, Espíritu. Los Evangelios son inspirados, luego inhalados. Su sentido es su esencia o fragancia. Devorar un libro es digerir su significado, pero oler su esencia, es un acto más íntimo" (p.152); Luego hace referencias cruzadas de 2 Corintios 2:14-16, Filipenses 4:18, Efesios 5:2 y Génesis 8:20-22, entre otros pasajes. Mi propia inspiración se deriva más de una discapacidad de estudios hermenéuticos que lo que hace Moore desde el enfoque poststructuralista (sobre el cual preguntas pueden ser planteadas), aunque creo que nuestros objetivos convergen en la búsqueda de interrogar las hipótesis sobre cualquier epistemología normativa en la narrativa bíblica en general y en Lucas-Hechos en particular.
[40] Esto se argumenta, por ejemplo, por Evan B. Howard, *Affirming the Touch of God: A Psychological and Philosophical Exploration of Christian Discernment* (Lanham, Md .: University Press of America, 2000).

sus propios términos invitó sin duda a tal respuesta pública. Una expresión concreta del ministerio plenamente afectivo y encarnado de Jesús involucró una situación "inversa": la pecadora lavó sus pies con sus lágrimas, los secó con sus cabellos y los besó en gratitud (Lucas 7:36-50).[41] Puesto que la reacción de Simón parecía centrada más en *quién* estaba tocando a Jesús que en el hecho de que estaba siendo tocado, podemos detectar en el fondo un amplio reconocimiento y apreciación de las dimensiones afectivas y somáticas del ministerio de Jesús. Esto plantea la intrigante pregunta acerca de si el ministerio afectivo-somático de Jesús era solamente la completación del ministerio afectivo-somático de Simeón (Lucas 2:25-35), en quien el Espíritu "descansó", quien fue guiado por el Espíritu, y que tomó a Jesús "en sus brazos" para dedicar la vida y el ministerio de este niño a Dios.[42]

Sin embargo, probablemente había más en el deseo del toque de Jesús: la expectativa de recibir el poder transformador y trascendente de Dios asociado con ese toque.[43] Así, los adultos querían tocar a Jesús cada vez que se daban cuenta de que el poder curativo exudaba de su cuerpo (6:19), siendo la mujer con el flujo de la sangre el más notable (8:44). Además, hay un relato — que involucra al oído cortado del esclavo del sumo sacerdote (22:51) — de la curación intencional de Jesús realizada a través de su simple toque. En el caso de varios otros individuos — un leproso (5:13), la mujer encorvada (13:12-13), y el hijo de la viuda de Naín (7:14) — el toque de Jesús violó los códigos de pureza, pero su toque combinado con su palabra hablada para lograr la curación o una reanimación corporal. Si recordamos que los logros de Jesús fueron potenciados por el Espíritu Santo, entonces podemos reconocer la obra reveladora y salvadora del Espíritu en el ministerio corporificado y somático-sensorial de Jesús. No es de extrañar, entonces, que el empoderamiento del Espíritu de los discípulos también produjera sanaciones milagrosas e incluso exorcismos, en algunos casos extraordinarios

---

[41] Los besos y las lágrimas de la mujer pueden ser ambiguos — por ejemplo, comunicar alegría, tristeza o luto — pero estas señales somáticas y kinestésicas no dejan duda de que está completamente ocupada en sus interacciones con Jesús; Véase Bruce J. Malina, *Science Commentary on the Synoptic Gospels* (Minneapolis: Fortress Press, 2003), pág. 378.

[42] Agradezco a Jack Levison por ayudarme a ver esta conexión.

[43] Véase Bruce G. Epperly, *God's Touch: Faith, Wholeness, and the Healing Miracles of Jesus* (Louisville: Westminster John Knox Press, 2001). Las referencias bíblicas entre paréntesis en el resto de este párrafo son referidas a Lucas, a menos que se indique lo contrario.

mediados a través de la sombra de Pedro (Hechos 5:15-16) y pañuelos y delantales que habían tocado la piel de Pablo (Hechos 19:12).

Desde una perspectiva pentecostal, sugeriría que estas señales somático-sensoriales en la narrativa de Lucas han sido internalizadas dentro de la espiritualidad y la piedad de grandes franjas del movimiento cristiano global, y por lo tanto se manifiestan más evidentemente en la palpabilidad, tacto, y la expresividad corporal dela adoración pentecostal y carismática. Las expresiones glosolálicas, la danza, el grito, la imposición de las manos, las postraciones, la permanencia en el altar, la muerte en el Espíritu, etcétera son signos afectivos-somáticos de la presencia y actividad del Espíritu en todo el mundo cristiano, especialmente en el sur global. Note también que la curación pentecostal insiste en que Dios toca los cuerpos humanos, restaura las psiques humanas, reconcilia las dimensiones psicosomáticas de la vida humana y reconcilia a los seres humanos. En resumen, Dios se revela a nosotros a través de las múltiples modalidades sensoriales de la constitución humana, así como Dios nos redime y nos salva como criaturas plenamente corporales.

Sugiero además que una epistemología multisensorial pentecostal y neumatológica y una espiritualidad holística abren e invitan a una reflexión teológica crítica sobre cuestiones centrales de los estudios sobre la discapacidad.[44] Permítanme explicar brevemente estas dos líneas. Primero, siguiendo los pasos de Jesús, significa que nuestro compromiso inspirado por el Espíritu con el mundo no se limita únicamente a la palabra (y al oído), aunque tal sea la manera habitual en que el Espíritu nos capacita para testificar a los demás, o incluso a la de nuestros actos (que se ven), incluso si éstos son también esenciales para llevar el testimonio adecuado al mundo. De hecho, el poder del tacto no debe ser subestimado como un vehículo del Espíritu, y esto

---

[44] Considere lo siguiente: una redirección "redentora" de Hector Avalos, "Introducing Sensory Criticism in Biblical Studies: Audiocentricity and Visiocentricity", en *This Abled Body: Rethinking Disabilities in Biblical Studies*, ed. Hector Avalos, Sarah J. Melcher y Jeremy Schipper (Atlanta: Society of Biblical Literature, 2007), págs. 47-59. Yo digo "redentora" precisamente porque el mismo Avalos aboga por un enfoque rechazante de la Biblia; Véase, por ejemplo, Hector Avalos, *The End of Biblical Studies* (Amherst, N.Y.: Prometeo Books, 2007).

se *siente* más bien que oído o visto. Desde la perspectiva de la discapacidad, entonces, la narración de Lucas desafía implícitamente modos de ministerio, estructuras y prácticas eclesiales y formas de vida comunales que privilegian ver y oír a expensas de tocar y sentir. En otras palabras, las personas con discapacidades sensoriales múltiples no deben ser excluidas simplemente porque no van por el mundo como la mayoría de los demás.[45] En cambio, la iglesia debe atreverse a ser diferente y creativamente reconsiderar cómo el Espíritu puede potenciar interacciones que son inclusivas a las personas ciegas, sordas, ciegas y sordas, *y* con deficiencias sensoriales en otros aspectos.

En segundo lugar, la epistemología multisensorial de Lucas y la espiritualidad holística sugieren que la razón encarnada y afectiva es tan importante como la razón cognitiva y, por tanto, que la iglesia también debe ser un refugio específicamente para las personas con discapacidad intelectual. Por supuesto, hay un amplio espectro de discapacidades intelectuales, que van desde leve a profundo retraso (para utilizar la clasificación adoptada por la Organización Mundial de la Salud), y para muchas personas con discapacidad intelectual, las interacciones visuales y auditivas son suficientes cuando se complementan con otras estrategias comunicativas. Cuanto más grave o profunda sea la discapacidad cognitiva, no obstante, menos capacidad hay para la comprensión. En este nivel, los cristianos deben ser los primeros en afirmar el poder del toque inspirado por el Espíritu para afectar vidas, para reunir a personas que de otra manera nunca se podrían relacionar entre sí y para mediar la presencia y la actividad de Dios. Es cierto que las personas con profundas discapacidades nunca podrán experimentar la *koinonia*, la liturgia o el llamado de Dios de la misma manera que los demás. Pero esto no significa que estén excluidos del compañerismo y la comunión del Espíritu. Simplemente significa que la iglesia necesita ser sensible al funcionamiento de la razón encarnada y afectiva, y nutrir las capacidades de cada uno de sus miembros — "fuerte" y "débil" según sus propias necesidades particulares — para utilizar estos modos de interacción más intencional y efectivamente.

---

[45] El trabajo de Brett Webb-Mitchell ha sido ejemplar al señalar el camino hacia una visión eclesiológica que incluya a las personas con discapacidades, por ejemplo, *Unexpected Guests at God's Banquet: Welcoming People with Disabilities into the Church* (Nueva York: 1994), y *Dancing with Disabilities: Opening the Church to All God's Children* (Cleveland: United Church Press, 1996).

Aquí me estoy refiriendo no sólo a la accesibilidad de nuestros eventos congregacionales, ya sea entendidos en términos de lo físico y lo topológico (por ejemplo, ¿hay rampas o ascensores?), lo sensorial (es decir, ¿hay intérpretes?), o lo retórico y discursivo (es decir, ¿somos sensibles al uso de la retórica de la discapacidad en nuestras publicaciones y otros discursos orales?). También me refiero a cómo cada uno de estos aspectos de la accesibilidad contribuye a que nuestras iglesias y comunidades de fe sean hospitalarias, acogedoras e incluyentes con las personas con discapacidades. Por lo tanto, la meta no puede ser simplemente ministrar a tales personas como objetos de cuidado, preocupación o caridad, aunque tal ministerio es precisamente lo que se necesita en muchos casos; el objetivo debe ser la plena inclusión de todos y la recepción de cada contribución, dando como resultado el enriquecimiento y la edificación de otros.[46] Volveremos a un debate más profundo de las cuestiones relacionadas con las personas con discapacidad intelectual al final del siguiente capítulo. Por ahora, basta con decir que esto requiere nuestra propia conversión para que todos nuestros ojos puedan ver realmente, todos nuestros oídos pueden oír realmente, y nuestros otros sentidos pueden ser completamente despertados y activados para recibir y ser transformados por lo que cada persona tiene que ofrecer.

Resumen

En este capítulo nos hemos centrado en la vida y ministerio de Jesús y en el ministerio apostólico en busca de recursos para comenzar el repensar cristiano de una teología de la discapacidad. Comenzamos en Juan, con la historia del hombre ciego de nacimiento, y luego cambiamos de foco para enfocarnos más extensamente en el Evangelio de Lucas y su relato de los primeros seguidores del Mesías en el libro de Hechos. A lo largo de todo esto, observamos cómo el Antiguo Testamento informó varios aspectos de las creencias y prácticas cristianas tempranas con respecto a las personas con

---

[46] Así, el argumento de Hans Reinders de que podríamos incluso recibir el regalo de la amistad de las personas con discapacidades profundas. Véase Hans S. Reinders, *Receiving the Gift of Friendship: Profound Disability, Theological Anthropology, and Ethics* (Grand Rapids: Wm B. Eerdmans, 2008).

discapacidades. Simultáneamente, también observamos posturas subversivas, particularmente el registro de Lucas de cómo las personas con rasgos fisiognómicamente negativos fueron aceptadas y afirmadas en los ministerios de Jesús y sus apóstoles. Además, también observamos que cuando se lee desde la perspectiva de la discapacidad, el texto de Lucas tiene una gama mucho más amplia de capacidades sensoriales sensibles y epistémicas incrustadas en ella que generalmente hemos perdido. El resultado, he sugerido, es que la inclusión lingüística y cultural impulsada por la narrativa del Día de Pentecostés puede ampliarse para incluir a personas con una diversidad de dis/capacidades. El Espíritu Santo manifiesta las obras maravillosas de Dios a través de muchas lenguas y muchos sentidos diferentes.

Si las medidas hermenéuticas hechas en este capítulo son apropiadas, entonces las personas con discapacidades son centrales y no marginales en los relatos evangélicos. Esto es porque Pentecostés, la inauguración del nuevo pueblo de Dios a través del derramamiento del Espíritu Santo en toda carne (Hechos 2:17), incluye necesariamente a personas con discapacidades. Esta es una visión revolucionaria y radical del Evangelio, del carácter de Dios revelado en Cristo y el Espíritu, y de la actividad de Dios para redimir al mundo, incluyendo a personas con sus diversas capacidades (como Zaqueo) y varios defectos (como el eunuco). Esto no es más que un paso, aunque represente un gran avance, para una teología contemporánea de la discapacidad. En el próximo capítulo, daremos nuevos pasos en esta dirección, centrándonos no sólo en una teología pentecostal y neumatológica de diversas capacidades, sino también en una teología carismática y eclesial de diversos miembros en comunidad. Nuestro principal interlocutor para esta etapa del viaje será el apóstol Pablo.

Preguntas de estudio

1. Lee nuevamente Juan 9 a la luz de nuestra discusión en este capítulo. ¿Cómo el relato del evangelista acerca de la agencia, el carácter y la personalidad de este hombre resiste a nuestros estereotipos convencionales sobre las personas ciegas? ¿Cómo podrían los líderes judíos replicarle: "Ustedes nacieron enteramente en los pecados"? (Juan

9:34) - ¿son irónicos? (Aquí está una pista: ¿Puede reflejar exactamente la perspectiva normal y una verdad teológica sobre el mundo social pecaminoso de los fariseos?)

2. ¿Cómo puede una persona ciega comprender Juan 1:1-14, y cómo podría esto afectar la lectura de esa persona del resto del Cuarto Evangelio? ¿Qué tipos de interpretaciones de este texto podrían ser útiles para una visión más inclusiva de Juan y del mensaje que está tratando de comunicar acerca de Jesús? ¿Son necesarias estas interpretaciones? ¿Por qué o por qué no?

3. ¿Pueden las personas con discapacidades estar de acuerdo y responder a Jesús aparte de sanarlos? Los estudiosos de la discapacidad sugieren que Jesús siempre sana a la gente, aunque no siempre los cure. ¿Es esto un camino útil para entender cómo Jesús podría ser todavía capaz de relacionarse con personas con discapacidades?

4. Lee los siguientes pasajes paralelos sobre el niño epiléptico: Mateo 17:14-18, Marcos 9:14-17 y Lucas 9:37-43. ¿Cómo podríamos ver las referencias a los espíritus malignos en este texto a la luz de nuestro entendimiento contemporáneo? ¿Cuáles son las implicaciones para las teologías contemporáneas de los demoníacos y de la discapacidad?

5. ¿Hasta qué punto creemos que las apariencias externas se correlacionan con los rasgos de carácter interno (moral o espiritual)? ¿Debemos intentar cambiar esta manera de pensar? Si es así, ¿cómo proceder mejor?

6. ¿Qué tan bien Zaqueo (Lucas 19:1-10) o el eunuco (Hechos 8:26-40) representan a la comunidad de discapacitados hoy? ¿Cuánto podrían las personas con discapacidades empatizar con sus vidas e historias en nuestro contexto actual?

7. ¿Qué es correcto o incorrecto al entender el relato de Lucas (del sermón de Pedro tomado de Joel) del derramamiento del Espíritu sobre toda carne (Hechos 2:17) para incluir a las personas con discapacidades? ¿Qué tan válida es la teología pentecostal de la discapacidad desarrollada en la última sección de este capítulo? ¿Podría limitarse su relevancia a las comunidades pentecostales, o tiene un significado más amplio para la iglesia católica?

4

Un Cuerpo, Muchos Miembros

La Eclesiología Carismática de San Pablo
y la Renovación de la Dis/Capacidad

Introducción

Si los cuatro evangelistas fueron cruciales para proveer los relatos canónicos de la vida y ministerio de Jesús para la posteridad de la iglesia, entonces el apóstol Pablo es de singular importancia para entender cómo el evangelio fue comunicado al mundo gentil más amplio. En este capítulo, quiero profundizar en la discusión precedente de Jesús, Pentecostés y la discapacidad, mediada por las narrativas evangélicas y el libro de Hechos, formulando nuevas líneas de una teología cristiana de la discapacidad en consulta con las cartas paulinas. No nos ocuparemos de distinguir entre los escritos paulinos auténticos e inauténticos, aunque nos centraremos más particularmente en algunas de sus epístolas que han sido generalmente aceptadas como originales y auténticas de Pablo. Más bien, nos comprometemos con el Pablo canónico, aunque nuestra lectura será selectiva, informada por una hermenéutica de la discapacidad, y dirigida hacia nuestros propios objetivos específicos.

En resumen, sugeriré que los motivos centrales de la teología de Pablo nos ayudan a pensar eclesialmente sobre una teología de la discapacidad. En las cuatro secciones de este capítulo, vamos a seguir lo que podría considerarse una teología inclusiva de discapacidad de la iglesia. Comenzamos en la primera sección con factores biográficos que pueden ser relevantes para la teología subversiva de la debilidad de Pablo, especialmente como se articula en 2 Corintios; este hilo, como veremos, es consistente con la hermenéutica fisiognómica de Lucas que ya hemos observado. Luego, pasamos al corazón de la eclesiología carismática de Pablo: su noción de que la iglesia es un cuerpo constituido por muchos miembros dotados de Espíritu, como se expresa en 1 Corintios 12-14; afirmo que el relato de Lucas-Hechos del Espíritu empoderando a Jesús y a la iglesia primitiva se le da más reflexión teológica (y eclesiológica) sustantiva por parte de Pablo. Combinando estos hilos teológicos y eclesiológicos, entonces cambiamos al comienzo de 1 Corintios para explorar cómo la elección de Dios de lo débil del mundo podría informar a una teología contemporánea de la discapacidad intelectual; aquí, propongo que Pablo nos lleva más lejos que Lucas con respecto a una teología de las discapacidades intelectuales. Por último, en nuestra sección final, detallaré las dimensiones prácticas de la iglesia como un cuerpo inclusivo de creyentes, dotado por muchos carismas espirituales, de modo que los muchos miembros del cuerpo a través del espectro de las dis/capacidades se entienden como ministros del Evangelio. Al final de este capítulo, espero que nuestros logros sean complementarios a lo que ha precedido, de modo que entre Jesús, los Evangelistas y Pablo, tengamos tres grupos de testigos para una (nueva) teología pneumatológica de la discapacidad para nuestro tiempo.

"En la Debilidad nos Hacemos Fuertes": ¿Fue San Pablo el Primer Teólogo de la Discapacidad?

La pregunta en el título de esta sección puede ser hecha aún más enérgicamente: ¿Podría Pablo haber sido el primer teólogo discapacitado? Esta pregunta suena absurda, al menos inicialmente. Sin embargo, hay indicios en las cartas paulinas de que es posible investigar más detenidamente este asunto. Procederemos cuidadosamente, conscientes de nuestros compromisos hermenéuticos (incluso sesgos), pero todavía queremos ofrecer una reconsideración justa y, esperamos, iluminadora de Pablo desde una perspectiva de discapacidad.

No hay mejor lugar para comenzar que con la carta de Pablo a los Gálatas. En medio de ella, él escribe: " Pues vosotros sabéis que a causa de una enfermedad del cuerpo os anuncié el evangelio al principio; y no me despreciasteis ni desechasteis por la prueba que tenía en mi cuerpo, antes bien me recibisteis como a un ángel de Dios, como a Cristo Jesús. ¿Dónde, pues, está esa satisfacción que experimentabais? Porque os doy testimonio de que si hubieseis podido, os hubierais sacado vuestros propios ojos para dármelos" (Gálatas 4:13-15). Antes de preguntar sobre la aflicción específica en este caso, debemos señalar que cualquiera que sea la condición, Pablo aquí está elogiando a los Gálatas no por negarse a rechazarlo o despreciarlo, sino por aceptarlo.[1] La implicación es que el desprecio y la recesión habrían sido las respuestas apropiadas. Es más, los Gálatas pueden haber sido justificados al despreciar y rechazar — incluso exorcizar, que se desprende de la traducción literal del *exeptusato* "escupir"[2] — Pablo por su aparente condición de condenado por la discapacidad y por lo tanto oprimido por espíritus malignos. Por eso, lanzarlo fuera de su presencia y región habría sido una reacción comprensible y normal (¡normada!). Sin embargo, Pablo ya había mencionado que los Gálatas habían aceptado el mensaje de Cristo, junto con su redención de ellos de la maldición de la ley (Gálatas 3:10, 13), y esto sin duda explicó su acogida con respecto a Pablo como un divino mensajero, un ángel de Dios. Por lo tanto, Pablo aquí está alabando a los Gálatas por no sucumbir a las expectativas convencionales en su encuentro inicial con él, y parte del propósito de esta carta ahora es instarlos a continuar por ese camino, particularmente en términos de su abrazo continuo del evangelio que Pablo predicó.

Pero, ¿padecía Pablo una discapacidad? Lo siguiente ha sido señalado de la palabra *enfermedad*, que aparece en este texto: "Quizás el griego antiguo más cercano paralelo al término moderno "discapacidad" es la palabra ἀσθενής ("débil") y sus correlaciones".[3] Parece claro que Pablo estaba físicamente afligido, y muchos lectores de esta carta han pensado razonable suponer que estaba al menos parcialmente ciego, dado su reconocimiento de

---

[1] Lo que sigue resume Scott Haferman, "'Because of Weakness' (Galatians 4:13): The Role of Suffering in the Mission of Paul", en *The Gospel to the Nations: Perspectives on Paul's Mission*, ed. Peter Bolt y Mark Thompson (Downers Grove, Ill.: InterVarsity Press, 2000, y Leicester, U.K.: Apollos, 2000), págs. pag. 136.

[2] J. Louis Martyn, *Galatians: A New Translation with Introduction and Commentary* (Nueva York: Doubleday, 1997), p. 421.

[3] Martin Albl, "'For Whenever I Am Weak, Then I Am Strong': Disability in Paul's Epistles", en *This Abled Body: Rethinking Disabilities in Biblical Studies*, ed.Héctor Avalos, Sarah J.Melcher y Jeremy Schipper Atlanta: Society of Biblical Literature, 2007), págs. 145-58; La cita es de la p. 146.

que los Gálatas estaban dispuestos a darle sus ojos. Además, más adelante en la carta, Pablo comienza su conclusión con "¡Mira qué grandes letras hago cuando escribo en mi propia mano!" (Gálatas 6:11), lo cual es sugestivo en la superficie de la falta de visión. Históricamente, los intérpretes han leído esto como una forma idiomática de hablar de "ir al extremo para satisfacer las necesidades de otros".[4] Pero, ¿cuáles eran exactamente esas necesidades y por qué estas no podían estar relacionadas con una condición ocular en curso, del deslumbramiento de Pablo en el camino de Damasco (Hechos 9:8-18)?[5] Y si Pablo luchó con la visión parcial después de su experiencia de conversión, esto es consistente con su uso de compañeros de viaje, incluyendo a Lucas, que pude haber sido médico.

Sin embargo, hay que reconocer que no hay ninguna indicación clara de que la vista de Pablo fue crónicamente afectada después de su recuperación inicial de la experiencia en Damasco. De hecho, hay otras indicaciones de que, cualquiera que sea la naturaleza de su enfermedad física, era de naturaleza somática más que sensorial. Como Pablo se dio cuenta, su estatura física no era exactamente imponente, y otros pensaban que: "Sus cartas son pesadas y fuertes, pero su presencia corporal es débil y su discurso despreciable" (2 Corintios 10:10)[6]. La referencia a la debilidad de la presencia de Pablo aquí es metafórica, indicativa de su tentación en las interacciones interpersonales con

---

[4] Richard N. Longenecker, *Galatians*, Word Biblical Commentary 41 (Dallas: Word Books, 1990), pág. 193.

[5] Soy consciente de que los relatos de esta experiencia de conversión en Hechos (además del informe inicial en el capítulo 9, hay dos reflexiones de Pablo: Hechos 22:3-21 y 26:12-18) son suficientemente variables para plantear tantas preguntas ya que proporcionan respuestas con respecto a lo que realmente sucedió en esta ocasión. Barbara E. Organ, en *Is the Bible Fact or Fiction? An Introduction to Biblical Historiography* (New York and Mahwah, N.J.: Paulist Press, 2004), pp. 61-62, llama la atención sobre las inconsistencias entre los tres relatos, que han llevado a algunos eruditos a sugerir que la retórica de Lucas en última instancia traiciona un uso metafórico de ceguera en lugar de describir que Pablo había sido cegado y sanado. No estoy insistiendo en que Pablo debe haber sido ciego o luchado con limitaciones visuales de alguna manera; sólo estoy sugiriendo que este es un escenario tan plausible como cualquier otro. Para una discusión más completa de las cuestiones críticas que rodean estos tres relatos, véase Dennis Hamm, S.J., "Paul's Blindness and Its Healing: Clues to Symbolic Intent (Acts 9, 22, and 26)", *Biblica* 71, no. 1 (1990), pp. 63-72, y Blake Shipp, *Paul the Reluctant Witness: Power and Weakness in Luke's Portrayal* (Eugene, Ore.: Cascade Books, 2005), cap. 1.

[6] A menos que se indique lo contrario, todas las referencias bíblicas en el resto de esta sección serán a 2 Corintios.

la congregación corintiana.[7] Desde la perspectiva de la discapacidad, sin embargo, no es un exagerado suponer que algo como la enfermedad física con la cual Pablo se acercó a los Gálatas también han estado presentes o evidentes en sus tratos con otras iglesias. Por lo tanto, aunque Pablo no sufriera de oftalmia u otra enfermedad ocular, siempre se ha especulado acerca de lo que le afligió exactamente: migrañas, brucelosis crónica, epilepsia e incluso malaria, aunque nunca hubo consenso académico sobre el diagnóstico.[8]

Nuestra discusión hasta ahora no es concluyente: Pablo estaba físicamente enfermo, al menos durante el tiempo en que inicialmente evangelizó la región de Galacia, pero es más difícil decir si estaba o no físicamente impedido hasta el punto de ser discapacitado. Sin embargo, hay otro pasaje que debemos examinar con respecto a este asunto. En su disculpa en 2 Corintios, Pablo hace referencia a un encuentro espiritual o visionario (12:1-4).[9] El contexto más amplio de esta discusión es su afirmación de su autoridad contra los oponentes que están tratando de socavar su liderazgo entre los Corintios.[10] Está aquí recordando a la congregación sus credenciales apostólicas, incluyendo el hecho de que él había sido privilegiado con esta experiencia mística. En el relato de Pablo, esto fue interpretado como un medio para mantenerlo humilde. Pero su explicación puede tener relación con nuestra pregunta acerca de Pablo en relación con la discapacidad:

---

[7] Véase, por ejemplo, Timoteo B. Savage, *Power through Weakness: Paul's Understanding of the Christian Ministry in 2 Corinthians*, Society for New Testament Studies Monograph Series 86 (Cambridge: Cambridge University Press, 1996), pp. 64-69.

[8] Un breve resumen se puede encontrar en Audrey Dawson, *Healing, Weakness, and Power: Perspectives on Healing in the Writings of Mark, Luke and Paul* (Milton Keynes, U.K., y Colorado Springs: Paternoster, 2008), pp. 194-95.

[9] Irónicamente, si Pablo estaba visualmente limitado de alguna manera, "así quedamos con Pablo la paradoja: ¡un visionario con ojos malos!" Ver Ben Witherington III, *Conflict and Community in Corinth: A Socio-Rhetorical Commentary on 1 and 2 Corinthians* (Grand Rapids: Wm. B. Eerdmans, 1995, y Carlisle, U.K.: Paternoster, 1995), pág. 463.

[10] Soy consciente de los argumentos — por ejemplo, Jeremy Barrier, "Visions of Weakness: Apocalyptic Genre and the Identification of Paul's Opponents in 2 Corinthians 12:1-6", *Restoration Quarterly*47, no. 1 (2005): 33-42 — que Pablo en este pasaje se burla de sus oponentes visionarios en lugar de testificar acerca de sus propias experiencias místicas; simplemente pienso que esta interpretación sienta menos cómoda con el siguiente pasaje sobre el aguijón en la carne.

para que no me enaltezca sobremanera [por sus encuentros reveladores con el reino celestial]; respecto a lo cual tres veces he rogado al Señor, que lo quite de mí. Y me ha dicho: Bástate mi gracia; porque mi poder se perfecciona en la debilidad. Por tanto, de buena gana me gloriaré más bien en mis debilidades, para que repose sobre mí el poder de Cristo. Por lo cual, por amor a Cristo me gozo en las debilidades, en afrentas, en necesidades, en persecuciones, en angustias; porque cuando soy débil, entonces soy fuerte. (12: 7b - 10)

Desde la perspectiva de la discapacidad, quiero hacer una serie de comentarios aquí. En primer lugar, el enigmático "aguijón en la carne" ha ocasionado una serie de interpretaciones: tormento personal o espiritual, una serie de enfermedades corporales (véase más arriba), o persecución que Pablo experimentó a manos de otros (véase más adelante).[11] La naturaleza palpablemente somática de la condición debe ser subrayada. Que Pablo, por lo tanto, sería llevado a jactarse de su debilidad, presta más apoyo a la comprensión del aguijón en términos de enfermedad o impedimento, ya que el griego *astheneian* (12:9-10), claramente se refiere a la enfermedad física o enfermedad tanto en el corpus canónico paulino (Filipenses 2:27, 1 Timoteo 5:23, 2 Tim. 4:20) como en los Evangelios (Lucas 9:2; 10:9; 13:11-12; pássim). Por lo tanto, aunque esto no demuestra de manera concluyente que Paul habría tenido éxito en la obtención de un diagnóstico biomédico de la discapacidad en nuestro tiempo, no veo ninguna razón para evitar concluir que estaba físicamente preocupado durante al menos un largo período de su vida. Como se observa en su continua oración por sanidad, Pablo pudo haber estado afligido crónica y permanentemente, incluso si los síntomas muy evidentes y humillantes que soportó pudieran haber sido intermitentes.[12]

Además, de acuerdo con la cosmovisión del siglo primero, esta enfermedad física se consideraba un flagelo satánico. La mente cristiana temprana probablemente había aprendido la lección de Job en este tiempo: que cualquier deterioro de Dios puede haber sido mediado a través de satanás. El tormento sentido estaba en todo caso asociado con el ataque de espíritus

---

[11] Véase Victor Paul Furnish, *II Corinthians,,* The Anchor Bible 32A (Garden City, N.Y .: Doubleday, 1984), pp. 547-49.
[12] Murray J. Harris, *The Second Epistle to the Corinthians: A Commentary on the Greek Text* (Grand Rapids: Wm B. Eerdmans, 2005, y Milton Keynes, U.K .: Paternoster, 2005), p. 857.

malignos. En este sentido, cualquiera que sea la dimensión existencial de la espina en la carne de Pablo, su fenomenología justificaba las asociaciones sociales y cosmológicas aceptadas: este dolor inimaginable puede atribuirse finalmente a las fuerzas de la oscuridad que se oponen a las intenciones salvadoras de Dios.

Ahora, sin duda, el hilo conductor de 2 Corintios — incluso para aquellos que creen que los capítulos 10-13 de esta carta no se originaron junto con los primeros nueve capítulos — se refiere a la persecución y sufrimiento que Pablo experimentó a manos de oponentes e incluso falsos apóstoles (ver 1:8-11; 4:7-12; 6:3-10; 7:5; 11:23-26, 32-33). Se ha señalado que Pablo aclara la naturaleza de sus debilidades en términos de "insultos, privaciones, persecuciones y calamidades por causa de Cristo" (12:10), y estos términos son indicativos de presiones de fuerzas externas. Es razonable concluir, entonces, que el aguijón relacionado con la debilidad de Pablo se refiere a momentos en que "otros tienen poder y control sobre su destino".[13] Esta lectura de Pablo sería consistente con lo que está escrito anteriormente en la epístola:

> Pero tenemos este tesoro en vasos de barro, para que la excelencia del poder sea de Dios, y no de nosotros, que estamos atribulados en todo, mas no angustiados; en apuros, mas no desesperados; perseguidos, mas no desamparados; derribados, pero no destruidos; llevando en el cuerpo siempre por todas partes la muerte de Jesús, para que también la vida de Jesús se manifieste en nuestros cuerpos. Porque nosotros que vivimos, siempre estamos entregados a muerte por causa de Jesús, para que también la vida de Jesús se manifieste en nuestra carne mortal. De manera que la muerte actúa en nosotros, y en vosotros la vida. (4: 7-12)

Yo respondería en tres líneas. Primero, las persecuciones externas, aunque son bastante reales en la vida de Pablo, son consistentes con su experiencia y teología de la debilidad y no necesitan excluir la debilidad física o incluso la discapacidad. De hecho, las fuerzas que afectan a la carne mortal ya internamente devastada simplemente exacerbarían su sentido de aflicción y

---

[13] Frank J. Matera, *II Corinthians: A Commentary* (Louisville y Londres: Westminster John Knox Press, 2003), p. 286. Michael L. Barré, en "Qumran and the 'Weakness' of Paul," *Catholic Biblical Quarterly* 42 (1980): 216-27, también argumenta que la debilidad de Pablo se refiere en primer lugar a sus persecuciones más que a sus debilidades.

desesperación. Así Pablo también escribió, "Por tanto, no desmayamos; antes aunque este nuestro hombre exterior se va desgastando, el interior no obstante se renueva de día en día"(4:16).[14] En segundo lugar, si Pablo tuvo que lidiar con la debilidad físico o la discapacidad, como estoy invitando a considerar, eso no es sólo una experiencia individualizada o biomédica, sino también social, que sin duda amenazaba con estigmatizar y marginar a Pablo, como ya se ha insinuado en los textos que hemos estado discutiendo. Por último, pero no por ello menos importante, el amplio alcance del propio testimonio de Pablo indica que el sufrimiento en su conjunto, independientemente de su origen o etiología, no puede ser fácilmente segregado en lo interior y lo externo, el del yo y el de los demás. En cambio, como Pablo escribe, Dios "nos consuela en todas nuestras tribulaciones, para que podamos también nosotros consolar a los que están en cualquier tribulación, por medio de la consolación con que nosotros somos consolados por Dios... Pero si somos atribulados, es para vuestra consolación y salvación; o si somos consolados, es para vuestra consolación y salvación, la cual se opera en el sufrir las mismas aflicciones que nosotros también padecemos" (1:4, 6).[15] Esto es coherente con lo que la comunidad de discapacitados ha estado tratando de hacer entender: que la discapacidad no es sólo el problema de las personas con discapacidad, sino que existe inextricablemente como un fenómeno social (y aún, especialmente, uno eclesial) y una realidad.

Ciertamente no estoy insistiendo en que la manera correcta o única de entender a Pablo es como un teólogo discapacitado. Sólo estoy considerando cómo la experiencia de Pablo puede resonar con una perspectiva de discapacidad contemporánea, incluso si esa resonancia explota la ambigüedad y la contestación de las interpretaciones estándar de los textos paulinos que hemos explorado. Lo que es indiscutible es que en medio de sus aflicciones y

---

[14] Así, Ralph P.Martin, en *2 Corinthians,* Word Biblical Commentary 40 (Waco, Tex.: Word Books, 1986), p. 91, interpreta este versículo como significando que "la existencia física de Pablo estaba desapareciendo".
[15] Entendido de esta manera, la teología de la debilidad de Pablo resonaría con la teología del sufrimiento de Lucas, algunos aspectos de los cuales hemos discutido en el capítulo anterior; para una explicación de esto último, véase Martin William Mittelstadt, *The Spirit and Suffering in Luke-Acts: Implications for a Pentecostal Pneumatology* (Londres y New York: T & T Clark, 2004).

debilidades, Pablo se jactó en el poder de Cristo: "Porque cuando soy débil, entonces soy fuerte" — ¡en Cristo! (12:10, ver 13:9). Es igualmente claro que el poder de la retórica de la debilidad de Pablo se acentúa precisamente contra las suposiciones normales de la congregación corintia y los falsos apóstoles. Cuando éste operaba según las convenciones mundanas que enfatizaban el orgullo propio y la autoafirmación, las hazañas personales, la elocuente retórica, el habla poderosa, etc.[16], el enfoque de Pablo estaba de acuerdo con el camino de Cristo y su cruz: "Porque aunque fue crucificado en debilidad, vive por el poder de Dios. Pues también nosotros somos débiles en él, pero viviremos con él por el poder de Dios para con vosotros" (13:4). La debilidad refleja el poder de Dios revelado en Cristo, y así la debilidad proporciona una plataforma para la manifestación del poder divino. Así Pablo declaró: "Si me vanaglorio, lo haré de las cosas que muestran mi debilidad" (11:30). Estas afirmaciones desafiaron el núcleo mismo de la cosmovisión normalizada del primer siglo y continúan haciéndolo hoy.[17]

Así, aunque Pablo no fuera discapacitado o impedido, puede ser considerado el primero en articular una teología de debilidad que tiene implicaciones normativas para una teología más inclusiva de la discapacidad. Sin embargo, he intentado sugerir en lo anterior que no debemos subestimar el papel significativo que la debilidad física jugó en la formación de Pablo como el primer teólogo de la debilidad.[18] En el resto de este capítulo, Distintivamente la eclesiología paulina está estructurada de manera similar por

---

[16] La fuerza de libro *Power through Weakness* de Timothy Savage (véase la nota a pie de página 7 anterior) es que resalta este trasfondo socio-retórico, especialmente la segunda carta corintia, que pone de relieve la apología y la teología de la debilidad de Pablo.

[17] Y en el contexto más amplio de la vida de Pablo, es discutible que llegara a entender una teología de la debilidad al comienzo de su ministerio. Jerry L. Sumney, en "Paul's 'Weakness': An Integral Part of His Conception of Apostleship," *Journal for the Study of the New Testament* 52 (1993): 71-91, argumenta que la debilidad es un motivo central del autoentendimiento de Pablo incluso en las primeras epístolas a los Tesalonicenses.

[18] A mi entender, David Alan Black — en "Weakness Language in Galatians", *Grace Theological Journal 4*, no. 1 (1983): 15-36 — es el primero en haber etiquetado a Pablo como tal. Sin embargo, al leer a Pablo desde una perspectiva de discapacidad, difiero en mi enfoque y motivación.

esta visión central de la debilidad como el precursor de manifestar el poder de Dios.[19]

Honrar al Miembro "Más Débil":
Una Eclesiología y Carismatología de la Discapacidad

Para ver el alcance completo de Pablo como teólogo de la discapacidad, nos moveremos de la Segunda a la Primera Carta a los Corintios.[20] Aquí nos centramos en un pasaje crucial que ilumina las ramificaciones más amplias de la teología de la debilidad de Pablo, particularmente en lo que respecta a su eclesiología ya su entendimiento del ministerio. En el capítulo anterior, empleamos una imaginación neumatológica informada por el relato del Día de Pentecostés para releer Lucas y los Hechos desde la perspectiva de la discapacidad. Aquí invito a desarrollar una imaginación carismática derivada de la discusión de San Pablo de los miembros del cuerpo de Cristo que han recibido el Espíritu para entender lo que voy a sugerir son recomendaciones eclesiológicas inclusivas y amigables con la discapacidad para la iglesia en Corinto. Voy a citar una sección media de 1 Corintios 12 como un trampolín para nuestras consideraciones:

[21] Ni el ojo puede decir a la mano: No te necesito, ni tampoco la cabeza a los pies: No tengo necesidad de vosotros.[22] Antes bien los miembros del cuerpo que parecen más débiles [asthenestera], son los más necesarios;[23] y a aquellos del cuerpo que nos parecen menos dignos, a éstos vestimos más dignamente; y los que en nosotros son menos decorosos, se tratan con más decoro.[24] Porque los que en nosotros son más decorosos, no tienen necesidad; pero Dios ordenó el cuerpo, dando más abundante honor al que le faltaba,[25] para que no

---

[19] Otros también han señalado que la debilidad no es central sólo para la apologética de Pablo como apóstol o para su eclesiología (como yo voy a discutir), sino para su comprensión del evangelio de la gracia como un todo; Ver Dan G. McCartney, "No Grace without Weakness", *Westminster Theological Journal 61* (1999): 1-13.

[20] En el resto de este capítulo, todas las referencias entre paréntesis a la Escritura en el texto principal serán a 1 Corintios, a menos que se indique lo contrario.

haya desavenencia en el cuerpo, sino que los miembros todos se preocupen los unos por los otros.[26] De manera que si un miembro padece, todos los miembros se duelen con él, y si un miembro recibe honra, todos los miembros con él se gozan.

En lo que sigue sostendré que una hermenéutica de la discapacidad puede ayudarnos a releer a San Pablo hacia una teología de la iglesia (eclesiología) más inclusiva con las discapacidades. Hay tres facetas de este argumento, particularmente cuando este texto se entiende situado dentro de los contextos más amplios tanto de la discusión de Pablo de los dones espirituales o carismáticos operativos dentro de la iglesia, como de esta primera carta corintia.

En primer lugar, ya hemos visto que la referencia a la debilidad en este pasaje, uno de los diversos cognados de *astheneia*, invita a la perspectiva de la discapacidad. Sin duda, no hay ninguna razón histórico-gramatical para limitar la debilidad a las personas con impedimentos físicos o discapacidades; pero tampoco existe una razón a priori para excluir tales referencias. Más bien, hay otros fundamentos textuales y contextuales para una lectura más inclusiva. Más específicamente, la autocomprensión de los creyentes de Corinto resaltada desde la segunda epístola — su orgullo, autoconfianza, asertividad, elocuencia y estado general medido según los estándares del mundo (véase la sección anterior) — también puede ser asumida como la realidad social detrás de esta primera carta.[21] De hecho, es claro a lo largo de esta larga correspondencia que la preocupación general de Pablo era acerca de esas actitudes de elitismo y superioridad entre los corintios que excluían a otros que eran considerados menos espirituales y amenazaban así a fragmentar la unidad del cuerpo (ver 1 Corintios 8 sobre la comida ofrecida a los ídolos y 1 Corintios 14 sobre profecía y lenguas). Así, Pablo se enfrenta repetidamente a la división sectaria de aquellos que se consideran más conocedores, más elocuentes y más sabios que otros a los que consideran menos articulados y

---

[21] Las divisiones sociales en el contexto corintio son destacadas por Gerd Theissen, "The Strong and the Weak in Corinth: A Sociological Analysis of a Theological Quarrel," in *Understanding Paul's Ethics: Twentieth-Century Approaches,* ed. Brian S. Rosner, trans. John H. Schütz (Grand Rapids: Wm. B. Eerdmans, 1995; y Carlisle, U.K.: Paternoster Press, 1995), pp. 107-28.

más absurdos (ver 1 Corintios 1:10-3: 23). También tiene que apaciguar los conflictos dentro de la congregación de Corinto sobre la base del linaje apostólico (1 Corintios 1:12 y 3:4) y el estatus social (ver 1 Corintios 6 sobre pleitos congregacionales, 1 Corintios 11 sobre lo "que se debe hacer" y lo "que no se debe hacer" frente a la Cena del Señor, y las diversas referencias a los esclavos a lo largo de la carta). Vamos a elaborar brevemente algunos de estos puntos; esto basta para explicar por qué es preferible un rango semántico más amplio y no más estrecho para la debilidad: el primero incluye las realidades socialmente devaluadas que contrastan más estrechamente con la visión privilegiada del mundo corintio. Lea desde esta perspectiva, la insistencia de Pablo de que "los miembros del cuerpo que parecen más débiles son indispensables" (12:22) es una reprensión ardiente a la élite corintia no discapacitada, una reprimenda que incluye a las personas marginadas con enfermedades y discapacidades, aunque no se limiten a ellas. Insisto en la importancia de este punto, independientemente de si Pablo estaba o no incapacitado.

En segundo lugar, notemos las aplicaciones específicamente eclesiológicas de esta afirmación paulina con respecto a los miembros más débiles como esenciales para el cuerpo de Cristo. En este contexto, el punto es que los individuos más despreciados, desdeñados y denigrados asociados con la congregación de Corinto son tan importantes si no más importantes que los corredores de poder. Por extensión, una hermenéutica de la discapacidad realmente insiste en que los parroquianos más débiles, "menos honorables" y "menos respetables" (12:23) encajan a personas con discapacidades según los estereotipos convencionales. Y son los estereotipos a los que Pablo se está dirigiendo, por lo que usa lenguaje como "que *parecen* ser más débiles" o "que *pensamos* menos honrados" (12:22-23, énfasis añadido). De hecho, la palabra para "menos respetable" (*aschemona*) bien podría significar "deforme" o "feo". Aunque algunos eruditos rechazan la idea de que Pablo podría haber estado "refiriéndose a miembros de la congregación que tal vez estuvieran incapacitados o deformados o que quienes de otro modo carecían de la belleza física asociada con la nobleza"[22], mi afirmación es que la inclusión de personas

---

[22] La respuesta de Timothy Carter a esta sugerencia es que "no hay nada en el contexto de 1 Corintios que sugiera este significado para la metáfora"; Ver Timoteo L. Carter, "Looking

con discapacidad en este contexto no sólo no violenta la retórica de Pablo, sino que encaja bien con la intención general de lo que Pablo está tratando de hacer en este pasaje: la cual consiste en romper las actitudes elitistas, triunfalistas y excluyentes que ciertos corintios habían desarrollado frente a otros en la congregación.

Pero hay más que decir desde la perspectiva de la discapacidad con respecto a la afirmación de Pablo de que las partes más débiles o menos respetables del cuerpo son necesarias e indispensables. Mientras los estudiosos han debatido cuáles son las partes del cuerpo más débiles y necesarias, una pista importante radica en el contexto greco-romano más amplio. Así, para Plutarco, las "partes necesarias del cuerpo... son dobles, como las manos, y pies, ojos y orejas."[23] Que cada una de estas partes del cuerpo aparezca en la discusión de Pablo (12:15-17, 21) sugiere que éstas habrían sido asociadas con fuerza por los lectores originales de la epístola. Sin embargo, una perspectiva de la discapacidad pondría de relieve que en el antiguo contexto mediterráneo, estas partes del cuerpo son los nexos a través de las cuales los cuerpos humanos interactúan con el mundo. Se consideran necesarias porque los ojos ven, los oídos oyen, las manos sienten, y los pies cruzan el mundo exterior. Son fuertes (no débiles) porque son los medios por medio de los cuales las personas disciernen el mundo, hacen cosas, se desplazan, incluso se protegen. Por lo tanto, las partes del cuerpo más débiles son aquellos miembros que son "pasivos" por contraste, quizás órganos internos del cuerpo que necesitan protección, no sólo incapaces de actuar los deseos y las necesidades corporales sino también incapaces de defenderse por sí mismos y dependen de esos miembros del cuerpo que son "más fuertes". Pero si las partes necesarias del cuerpo — las manos, los pies y así sucesivamente — están deterioradas, entonces ya no son fuertes sino débiles.

Por extensión, las personas con discapacidades están implícitas en este discurso metafórico. Sus impedimentos físicos o sensoriales definen su debilidad, tanto en el sentido de que son menos capaces que otros sin

---

at the Metaphor of Christ's Body in 1 Corinthians 12," en *Paul: Jew, Greek, and Roman*, Pauline Studies 5, ed. Stanley E. Porter (Leiden y Boston: Brill, 2008), págs. 93-115. La cita en el texto y la cita aquí son de la p. 112.

[23] Véase Raymond F. Collins, *First Corinthians*, Sacra Pagina 7 (Collegeville, Minnesota: Liturgical Press / Michael Glazier, 1999), pág. 460.

discapacidades, y en el sentido de que dependen en algunos aspectos de la asistencia de otros. Al mismo tiempo, la insistencia de Pablo de que ni siquiera los miembros más débiles del cuerpo de Cristo deben ser despreciados desafía el pensamiento estereotipado de las personas no discapacitadas. En consecuencia, una eclesiología de la debilidad resistiría a la marginalización convencional de las personas con discapacidad como miembros más débiles, menos respetables o necesariamente menos miembros de la iglesia, con poco para dar.

Esta discusión paulina conduce, en tercer lugar, a una comprensión de los miembros más débiles del cuerpo como receptores iguales de los carismas del Espíritu. El punto de Pablo que condujo a sus reflexiones específicamente eclesiológicas se centró en los dones carismáticos:

> Ahora bien, hay diversidad de dones, pero el Espíritu es el mismo. Y hay diversidad de ministerios, pero el Señor es el mismo. Y hay diversidad de operaciones, pero Dios, que hace todas las cosas en todos, es el mismo. Pero a cada uno le es dada la manifestación del Espíritu para provecho... Pero todas estas cosas las hace uno y el mismo Espíritu, repartiendo a cada uno en particular como él quiere. Porque así como el cuerpo es uno, y tiene muchos miembros, pero todos los miembros del cuerpo, siendo muchos, son un solo cuerpo, así también Cristo. Porque por un solo Espíritu fuimos todos bautizados en un cuerpo, sean judíos o griegos, sean esclavos o libres; y a todos se nos dio a beber de un mismo Espíritu. (12: 4-7, 11-13)

Las interconexiones entre este pasaje anterior y el pasaje posterior enfocado en *un cuerpo con muchos miembros* necesitan ser explícitas: los miembros más débiles del cuerpo que son de importancia central no pueden ser excluidos de ser canales de las manifestaciones del Espíritu. Más al punto, Dios distribuye libremente los carismas del Espíritu a *todos* los miembros del cuerpo para que cada uno pueda contribuir al bien común del cuerpo. Esto es también lo que permite a Pablo decir: "si un miembro padece, todos los miembros se duelen con él, y si un miembro recibe honra, todos los miembros con él se gozan" (12:26). En esta lectura, las personas con discapacidades son centrales, y no marginales, para el cuerpo carismáticamente dotado de Cristo.

Tenemos que ser claros en este punto. No estamos diciendo que los muchos dones del Espíritu son dados a los miembros más fuertes del cuerpo para que puedan ministrar a los miembros más débiles, y por lo tanto, que las personas con discapacidad son necesarias sólo como receptores del ministerio de tales dones. Con seguridad, eso es parte de lo que sucede. Pero estoy haciendo una afirmación más fuerte: que los muchos dones del Espíritu se manifiestan a través de todos los miembros del cuerpo, sin importar su habilidad o discapacidad. De hecho, es más acorde con la teología de la debilidad de Pablo que las manifestaciones más poderosas son mediadas por aquellos cuyas habilidades son menos evidentes o que se piensa que son candidatos menores de la obra de Dios desde un punto de vista mundano o "normal". Los miembros del cuerpo no ganan ni merecen los dones del Espíritu, ni tienen de alguna manera mayores capacidades o habilidades que atraigan y dispongan de tales dones. De hecho, aquí Pablo enfatiza lo contrario: que es Dios el Espíritu el que elige a los receptores del carisma, y que hay una variedad de receptores precisamente por la diversidad de los miembros del cuerpo. En resumen, el Espíritu distribuye los dones de manera libre y llena de gracia para que las personas con discapacidad sean igual de capaces — si no más capaces — de contribuir a la edificación de la comunidad de fe, y por lo tanto son necesarias en ese sentido.

Estas consideraciones sugieren que la metáfora paulina de un cuerpo con muchos miembros (tanto fuertes como débiles) debería conducirnos a decir algo más que simplemente que la unidad del cuerpo está constituida por su diversidad.[24] Este último sólo repite el dicho de Pablo: "el cuerpo no consiste en un miembro sino en muchos" (12:14). Pero nuestra lectura de la discapacidad en su lugar proclama que el único cuerpo de Cristo está constituido centralmente por la gente a través del espectro de Dis/Capacidades. El Espíritu Santo distribuye muchos regalos a muchos miembros diferentes, y es a través de esa diversidad de miembros y dones que

---

[24] Este tema de la diversidad de los muchos miembros del cuerpo es enfatizado por Gordon D. Fee, *God's Empowering Presence: The Holy Spirit in the Letters of Paul* (Peabody, Mass.: Hendrickson, 1994), p. 159.

el cuerpo crece y se edifica. La salud del cuerpo requiere el funcionamiento de sus muchas partes: los más fuertes y los más débiles, los que tienen más honor o respeto y los que tienen menos, con cada miembro reconocido y honrado como sea apropiado.

Así, Pablo dice no sólo que los miembros del cuerpo aparentemente más débiles son igualmente necesarios para la salud de todo el grupo, sino también que son los miembros marginados a los que se les debe dar mayor honor y mayor respeto (12:23). Así, ningún don, y ningún creyente individual, debe ser suprimido, desechado o minimizado, y no hay jerarquía de dones. Más bien, todos los regalos son igualmente indispensables, y cada persona es igualmente importante para la salud del todo. De hecho, cada uno con su propio don distintivo ha sido hecho parte del mismo cuerpo de Cristo por el Espíritu.[25]

Desde la perspectiva de la discapacidad, las personas con discapacidad son, por definición, abrazadas como centrales y esenciales para una congregación plenamente sana y en funcionamiento, en particular, y para el cuerpo eclesial en general. Más allá de esa declaración descriptiva, sin embargo, está la prescripción implícita de San Pablo: que "aquellos miembros del cuerpo que consideramos menos honorables los vestimos con mayor honor" (12:22). Por lo tanto, es responsabilidad de todo el cuerpo poner fin a la estigmatización y marginación de las personas con discapacidad.

Esto se traduce en el siguiente esbozo de una eclesiología inclusiva. Primero, la iglesia está constituida ante todo por los débiles, no por los fuertes: las personas con discapacidades están por lo tanto en el centro y no en los márgenes de lo que significa ser el pueblo de Dios.[26] Segundo, cada persona con discapacidad, no importa cuán grave, severa o incluso profunda, aporta algo esencial para el cuerpo, a través de la presencia y actividad del Espíritu; las personas con discapacidad son, por lo tanto, ministros potenciados por el Espíritu de Dios, cada uno a su manera específica, en lugar

---

[25] D. A. Carson, *Showing the Spirit: A Theological Exposition of 1 Corinthians 12–14* (Grand Rapids: Baker, 1987), pp. 47-48.

[26] Esto es entendido por L'Arche, una organización internacional que existe para servir a las personas con discapacidades severas y profundas. Vea Stanley Hauerwas y Jean Vanier, *Living Gently in a Violent World: The Prophetic Witness of Weakness* (Downers Grove, Illinois: InterVarsity Press, 2008).

de meramente ser receptores de los ministerios de personas no discapacitadas. Finalmente, las personas con discapacidad se convierten en el paradigma para encarnar el poder de Dios y manifestar la gloria divina.

Habiendo dicho todo esto, es importante registrar la siguiente advertencia antes de proceder: que aquellos en el movimiento por los derechos de los discapacitados hoy en día resisten el definir su personalidad en términos de debilidad, porque perpetúa las perspectivas discriminatorias que se han transmitido por generaciones. Debemos estar atentos contra la sentimentalización o la valorización de la debilidad o discapacidad, o poniendo a las personas con discapacidad en un pedestal o esperando que enseñen al resto del cuerpo eclesial debido a sus discapacidades. Hay también una línea fina entre honrar la diversidad de los miembros del cuerpo, con y sin discapacidad, y exagerando acentuando habilidades o inhabilidades. Sin embargo, aunque reconozco el potencial de la teología de la debilidad de Pablo para seguir cargando a las personas con discapacidades con estereotipos negativos, espero que se haya dicho lo suficiente para demostrar que la maravilla de la discusión de San Pablo es precisamente derribar tales presuposiciones generalmente incuestionables. En otras palabras, si tomamos a Pablo en serio, nuestros entendimientos de fuertes y débiles — y la habilidad y la discapacidad — se transformarán a sí mismos.[27]

Dios ha Escogido de lo Necio del Mundo: Discapacidad Intelectual y Eclesiología

Quiero seguir tomando a Pablo seriamente en lo que sigue para derribar lo que podría ser una distinción aún más difícil de erradicar: la que existe entre la capacidad intelectual y la discapacidad intelectual. Lo que ahora llamamos en algunos círculos discapacidad intelectual ha pasado por muchos otros nombres con el tiempo. *Idiota, imbécil, tonto, retardado, débil de mente*, y así sucesivamente se han vuelto políticamente incorrectos, y con razón, debido

---

[27] La primera parte de este capítulo es consistente con gran parte de GrahamW.Monteith, *Epistles of Inclusion: St. Paul's Inspired Attitudes* (Guildford, U.K.: Grosvenor House Publishing Ltd., 2010), un libro que llamó mi atención demasiado tarde para interactuar con él. No obstante, me muevo en una dirección que hasta ahora no ha sido trazada, según mi conocimiento.

a sus connotaciones despectivas. Otros términos actualmente en boga dependiendo de la disciplina incluyen "los discapacitados mentales", "aquellos con discapacidad cognitiva o de desarrollo" y expresiones similares.[28] En lo que sigue, me referiré a la discapacidad intelectual como una categoría general e inclusiva que incorpora a las personas con síndrome de Down, aquellas que han sufrido lesiones cerebrales resultando en retraso mental y deficiencia, y aquellas que de otro modo tienen disfunciones cognitivas de diversos tipos. Quiero centrarme en la discapacidad intelectual porque, como espero sugerir a continuación, es suficientemente distinta de la discapacidad física para justificar la atención teológica en sus propios términos. Argumentaré que una hermenéutica de la discapacidad puede ayudarnos a avanzar hacia una comprensión aún más radical de la teología de la debilidad de Pablo como amigable e inclusiva de las personas con discapacidad intelectual.

Insensatez: la de Dios, la del mundo, y la de las Personas con Discapacidad Intelectual

Comenzamos con 1 Corintios 1:18-2:5, que reproduzco aquí en su totalidad:

[18] Porque la palabra de la cruz es locura a los que se pierden; pero a los que se salvan, esto es, a nosotros, es poder de Dios. [19] Pues está escrito: Destruiré la sabiduría de los sabios, Y desecharé el entendimiento de los entendidos. [20] ¿Dónde está el sabio? ¿Dónde está el escriba? ¿Dónde está el disputador de este siglo? ¿No ha enloquecido Dios la sabiduría del mundo? [21] Pues ya que en la sabiduría de Dios, el mundo no conoció a Dios mediante la sabiduría, agradó a Dios salvar a los creyentes por la locura de la predicación. [22] Porque los judíos piden señales, y los griegos buscan sabiduría; [23] pero nosotros predicamos a Cristo crucificado, para los judíos ciertamente tropezadero, y para los gentiles locura; [24] mas para los llamados, así judíos como griegos, Cristo poder de Dios, y sabiduría de Dios. [25] Porque lo insensato de Dios es más sabio que los hombres, y lo débil de Dios es más fuerte que los hombres. [26] Pues mirad, hermanos, vuestra vocación, que no sois muchos sabios según la carne, ni muchos poderosos, ni muchos nobles; [27] sino que lo necio del mundo escogió Dios, para avergonzar a los sabios; y lo débil del mundo escogió Dios, para avergonzar a lo fuerte; [28] y lo vil del mundo y lo menospreciado escogió

---

[28] Discuto estas diversas categorizaciones detalladamente en mi Teología y Síndrome de Down: Reimaginando la Discapacidad en la Modernidad Tardía (Waco, Tex.: Baylor University Press, 2007), cap. 3.

Dios, y lo que no es, para deshacer lo que es, [29] a fin de que nadie se jacte en su presencia. [30] Mas por él estáis vosotros en Cristo Jesús, el cual nos ha sido hecho por Dios sabiduría, justificación, santificación y redención; [31] para que, como está escrito: El que se gloría, gloríese en el Señor.

[2:1] Así que, hermanos, cuando fui a vosotros para anunciaros el testimonio de Dios, no fui con excelencia de palabras o de sabiduría. [2] Pues me propuse no saber entre vosotros cosa alguna sino a Jesucristo, y a éste crucificado. [3] Y estuve entre vosotros con debilidad, y mucho temor y temblor; [4] y ni mi palabra ni mi predicación fue con palabras persuasivas de humana sabiduría, sino con demostración del Espíritu y de poder, [5] para que vuestra fe no esté fundada en la sabiduría de los hombres, sino en el poder de Dios.

Hay por lo menos cuatro razones por las que pienso que es plausible leer este pasaje no sólo como referente a la discapacidad en general, sino también como referencia particularmente a la discapacidad intelectual:[29]

(1) El impulso principal de este pasaje contrasta la sabiduría divina con la sabiduría de este siglo (2:6). Este último es encarnada por el sabio/filósofo, el escriba/erudito, y el debatiente/retórico o sofista (1:20). Estos son símbolos sociales paradigmáticos para la inteligencia mundana, que contrasta, desde una perspectiva normada, con la discapacidad intelectual y cognitiva. Si Pablo está aquí reprendiendo la sabiduría del mundo con lo insensato de Dios, ¿qué dificulta nuestra comprensión de que este último incluya al menos a las personas con discapacidad intelectual? En otras palabras, si las personas con capacidades intelectuales representan la insensatez del mundo, ¿qué nos impide verlas como encarnando la sabiduría de Dios?

(2) La insensatez del mundo se articula en términos de la raíz *mōron* y sus cognados, que aparece cinco veces en nuestro pasaje (1:20, 21, 23, 25, 27). Esta palabra griega está etimológicamente relacionada con la palabra *moron* en inglés que significa *imbécil*, que ahora se reconocen las connotaciones peyorativas, pero también es precisamente lo que

---

[29] No conozco a ningún otro erudito que haya vinculado este pasaje con la discapacidad intelectual; por lo tanto, yo presento estas consideraciones, en las palabras de Pablo, "con temor y en mucho temblor" (2:3).

Pablo dice que está siendo redimido por el evangelio y demostrado ser el poder salvador de Dios a través de la cruz de Cristo. ¿No es posible, por lo tanto, entender a los "imbéciles", los marginados de la sociedad, como puestos para avergonzar a la sabiduría del mundo?

(3) Socio-retóricamente, la sabiduría del mundo se define en términos de influencia poderosa y nobleza de élite, heredada por el nacimiento o de otras maneras (1:26). El polo opuesto de éstos es la debilidad y la vergüenza asociadas con las clases más bajas, no solamente la clase campesina pero incluso la de los intocables (de la India y de otra parte), que describen las experiencias de las personas con discapacidades intelectuales. Además, la discapacidad intelectual implica tanto deficiencias cognitivas y físicas, de modo que las vidas de las personas con discapacidad intelectual están doblemente comprometidas — físicamente en términos de poder y capacidad, y cognitivamente en términos de menor capacidad intelectual.

Desde una perspectiva retórica, el punto principal de Pablo es socavar toda jactancia acerca de la sabiduría humana, el poder, el logro, etc., excepto en el Señor (1:31). Leer a Pablo literalmente es un error, ya que, mientras permitimos la jactancia, incluso en Cristo, podemos ser tentados a medir la conveniencia de nuestra jactancia, hasta el punto de jactarnos de que ¡somos más humildes en Cristo que otros! Para ponerlo más directamente, Pablo está diciendo: ningún alarde es permisible en absoluto, ya que la jactancia es, por definición mundana, acerca de los logros de uno mismo.[30] Por extensión, yo haría una afirmación retórica de Pablo: que son especialmente las personas con severas y profundas discapacidades intelectuales las que han superado la tentación de presumir o no jactarse, ya que la mayoría no tiene nada de que jactarse. Más al punto: ¡muchos ni siquiera saben cómo!

---

[30] Jactarse implica discriminar, comparar y luego clasificarse contra otros: este es el trabajo de la sabiduría mundana que separa, fragmenta y faccionaliza. La sabiduría divina, por el contrario, se manifiesta en la cruz, que une más que discrimina o divide. Véase John B. Polhill, "The Wisdom of God and Factionalism: 1 Corinthians 1–4," *Review & Expositor* 80, no. 3 (1983): 325 - 39.

(4) Por último, pero no menos importante, Pablo insiste en que Dios ha escogido no sólo a los necios (*mōra*) y los débiles (*asthenē*) del mundo (1:27), sino también a "lo vil del mundo y lo menospreciado, y lo que no es" (1:28). Si, como ya he dicho, los débiles del mundo comprenden a los enfermos, a los minusválidos y a los discapacitados, entonces estas cláusulas añadidas sugieren que hay una clase de personas que son tan despreciadas o incluso más despreciadas que esa, y yo diría que las personas con discapacidad intelectual encajan dentro de esa categorización. Aquí me refiero a aquellas personas con severas e incluso profundas discapacidades intelectuales que en su mayor parte son completamente dependientes del cuidado de otras personas, de ahí que cabe la descripción de casi literalmente las "cosas que no son". Esto por sí mismo basta para situar a esas personas en el fondo de la escala social en casi cualquier sociedad, pero hay otras consideraciones sociales. De hecho, muchas personas con discapacidades intelectuales en general no pueden ni siquiera ser defensoras de sí mismas, ya que, a diferencia de aquellos que son menos discapacitados cognitivamente, son incapaces de articular racionalmente sus necesidades y deseos o defender sus derechos. Así, incluso en el movimiento por los derechos de los discapacitados, el estigma asociado con la discapacidad intelectual sigue siendo tan palpable que las personas con discapacidad intelectual no suelen estar incluidos. Por lo tanto, las personas con discapacidad intelectual son doblemente marginadas, no sólo por la sociedad normal, sino también por aquellos con discapacidades no intelectuales.[31] Dada esta realidad, creo que la descripción de San Pablo de aquellos que son los más bajos y despreciados del mundo, incluso hasta el punto de ser irreconocible en absoluto, se ajusta a la clase de personas con discapacidad intelectual, incluso más que lo hace con personas con discapacidad no intelectual. Si este es el caso, entonces la respuesta de

---

[31] Véase Allison C. Carey, *On the Margins of Citizenship: Intellectual Disability and Civil Rights in Twentieth-Century America* (Philadelphia: Temple University Press, 2009), esp. p. 177; cf. *The Human Rights of Persons with Intellectual Disabilities: Different but Equal,* ed. Stanley S. Herr, Lawrence O. Gostin, and Harold Hongju Koh (Oxford and New York: Oxford University Press, 2003).

Dios a la sabiduría del mundo es la elección de aquellos como personas con discapacidades intelectuales.

¿La Locura de Quién?, ¿Cuál Insensatez? Cristo, la Cruz y la Redención de la Discapacidad Intelectual

Comienzo haciendo hincapié en que la respuesta de Pablo a la búsqueda judía de signos y el énfasis griego en la sabiduría es "proclamar a Cristo crucificado, una piedra de tropiezo para los judíos y locura para los gentiles" (1:23).[32] De manera más extremamente expresado, Pablo resuelve "saber cosa alguna sino a Jesucristo, y a éste crucificado" (2:3). Aquí, la "nada" característica de los más humildes y despreciados del mundo — personas con discapacidades intelectuales — está asociada retóricamente con el mensaje de Cristo crucificado. Es en este contexto que invito a reconsiderar cómo el mensaje de Cristo y la cruz (1:18) representan el poder y la sabiduría de Dios (1:24).

Recordemos que el movimiento de nuestro argumento hasta ahora en este capítulo es desde la teología de la debilidad de Pablo hasta una teología y eclesiología de la discapacidad más inclusiva. En nuestra discusión anterior de 2 Corintios, noté que Pablo conectó su teología de la debilidad con Cristo crucificado (2 Corintios 13:4). Por lo tanto, no debe sorprendernos ver que esta asociación de debilidad y la cruz aparecen en su correspondencia anterior con los corintios.[33] Pero en 1 Corintios 1, Pablo hace una afirmación aún más amplia, que enlaza la necedad y la cruz: Cristo crucificado es el símbolo supremo de la debilidad e insensatez de Dios, al mismo tiempo destacando las suposiciones arrogantes y equivocadas del mundo acerca del poder y la sabiduría.

---

[32] Obsérvese que la "piedra de tropiezo" en 1:23 es del griego *skandolon*, que también aparece en la versión de Levítico 19:14: "No maldecirás a los sordos ni pondrás piedra de tropiezo delante de los ciegos; Temerás a tu Dios: Yo soy el Señor "; Ver también Michael A. Signer, "Blindness or Insight? The Jewish Denial of Jesus Christ," en *Who Do You Say that I Am? Confessing the Mystery of Christ*, ed. John C. Cavadini y Laura Holt (Notre Dame: University of Notre Dame Press, 2004), pp. 187-206, esp. p. 189.

[33] Véase David Alan Black, *Paul, Apostle of Weakness: Astheneia and Its Cognates in the Pauline Literature*, American University Studies Series VII, Theology and Religion 3 (New York: Peter Lang, 1984), esp. pp. 234-40.

Desde la perspectiva de la discapacidad, podemos ir más allá y decir que la cruz de Cristo subvierte un mundo normado. Martín Albl dice: "En el mundo antiguo, una persona crucificada era el ejemplo último de la 'discapacidad'. Por una parte (biomédicamente), una persona crucificada era el símbolo último de las 'limitaciones funcionales', una persona despojada de toda capacidad de hacer cualquier cosa por él o ella misma. Con respecto al segundo aspecto [social] de la discapacidad, una persona crucificada llevaba lo último en estigmatización social".[34] Si, en opinión del mundo, la capacidad, la habilidad y los autologros son expectativas normales, entonces la incapacidad, la discapacidad y la total impotencia del símbolo de la cruz representan ahora el poder y la sabiduría de Dios. En este caso, la discapacidad que Cristo incurrió en manos de otros — incluso si Cristo tomó voluntariamente su sacrificio y no resistió a sus opresores — se convierte en el símbolo supremo del poder salvador y revelador de Dios y su sabiduría.

Pero en medio de esta discusión explícita de la locura, la de Dios y la del mundo, yo haría esta pregunta: ¿Podría pensar en la cruz en términos de discapacidad intelectual en particular, con su amplio espectro de limitaciones físicas y deficiencias mentales, para que sirva como un símbolo aún más subversivo de la socavación divina de las reivindicaciones grandiosas del mundo a la sabiduría y el poder?

¿Cuáles son las implicaciones para pensar sobre la cruz no sólo con respecto a la discapacidad en general, sino también con referencia a la discapacidad intelectual en particular? La explicación de Pablo sobre el significado de Cristo es aquí pertinente: "Cristo Jesús, que vino a ser para nosotros sabiduría de Dios, y justicia, santificación y redención" (1:30). Lo que debe señalarse claramente aquí es cómo Pablo expone a Cristo como la sabiduría de Dios soteriológicamente, uniendo esa sabiduría con la obra de Dios de producir justicia, lograr la santificación y lograr la redención. En la perspectiva de la discapacidad, la debilidad de Dios manifestada en Cristo y la cruz se convierte en el centro de nuestra rectitud (nuestra incapacidad para justificarnos), nuestra santidad (nuestra incapacidad para santificarnos) y nuestra redención (nuestra impotencia para salvarnos a nosotros mismos). Sin embargo, si pensamos en términos de discapacidad intelectual, entonces la

---

[34] Albl, "'For Whenever I Am Weak, Then I Am Strong'", p. 149.

insensatez o debilidad de Dios manifestada en Cristo y la cruz se convierte en un elemento central de nuestra soteriología: Dios nos salva justificándonos (los medios y la razón de que siempre estarán en algún sentido más allá de nuestra comprensión), santificándonos (a pesar de nuestro deterioro noético o cognitivo), y redimiéndonos (a quienes están impotentes en la sabiduría del mundo y condenados por ella).

En ambos niveles — de la discapacidad en general y de la discapacidad intelectual en particular — esta interpretación cristológica es diferente de lo que vimos antes aplicado al Código de Santidad Levítica. Mientras que las cristologías normadas han entendido el carácter no defectuoso de los sacerdotes tipológicamente como anticipando el sacerdocio perfecto y sin mancha de Cristo, con resultados que históricamente acentuaron el abismo entre el cuerpo perfecto de Cristo y los cuerpos imperfectos de las personas con discapacidades, una cristología de la discapacidad hace dos observaciones en repuesta: (1) que Cristo resucitado lleva las marcas de la cruz, y en esa forma "no entró en un santuario hecho por manos humanas, una mera copia del verdadero, sino que entró en el cielo mismo, ahora para aparecer en la presencia de Dios en nuestro favor" (Heb 9:24);[35] y (2) que es precisamente el Cristo con discapacidad quien supera el abismo que amenaza con excluir a las personas con discapacidades de la obra salvífica de Dios. Así Pablo enfatiza el carácter defectuoso de la cruz, la altura de la sabiduría y poder de Dios, cuando se mide por los estándares normados del mundo. Así que si en la primera recepción e interpretación de Levítico 21, las personas con discapacidades fueron rechazadas porque no estaban a la altura de las normas estéticas y fisiognómicas del Código de Santidad, en la teología de la debilidad de Pablo, las discapacidades se convierten en la medida de los medios de salvación de Dios. Aquellos que insisten en su propia capacidad, poder e inteligencia, son los que a su vez ¡están excluidos!

De manera alternativa, la cruz de Cristo que revela el poder de Dios en la debilidad y la sabiduría de Dios en la locura nos permite ver la discapacidad en general y la discapacidad intelectual en particular reflejada en y por el rostro, persona y obra de Cristo y como reflejo de la imagen de Dios. La discapacidad intelectual — de aquí en adelante en esta sección, entendida

---

[35] Kerry H. Wynn me ha ayudado en la formulación de este punto.

como la noción más expansiva, incluyendo así la discapacidad en general —
también es redimida, no porque sea extirpada o exorcizada, sino porque ahora
se entiende que está en el corazón de la escala de valores de Dios. Así, las
personas con discapacidades intelectuales no son rescatadas del síndrome de
Down u otras condiciones congénitas sino que son iguales a como son Zaqueo
y el eunuco etíope. Esta percepción por parte de las personas no
discapacitadas sugiere además la posibilidad de su redención, especialmente en
la medida en que esa conciencia también les salva de sus prácticas discursivas
discriminatorias. Pero si las personas no discapacitadas no se arrepienten,
entonces permanecen condenadas y avergonzadas — pues "Dios escogió lo
necio del mundo para avergonzar a los sabios" (1:27) — tal como las personas
con discapacidades intelectuales son finalmente vindicadas según el evangelio
de la cruz de Cristo.[36]

Por último, pero no menos importante, ¿cómo es la redención de la
discapacidad intelectual eclesialmente hablando? Antes de examinar más
concretamente lo que significa decir que las personas con discapacidad
intelectual están en el corazón de la iglesia y de sus prácticas redentoras,
señalemos que el mismo Pablo vino a Corinto no con "palabras o sabidurías
elevadas", sino "en temor y en mucho temblor" (2:1, 3). Esto puede o no
significar que la evangelización de Pablo de los corintios estaba plagada de
enfermedades físicas, como lo fue su evangelización de los gálatas.[37] Es
exegéticamente más seguro y teológicamente más sólido seguir simplemente
el ejemplo de Pablo en términos de centrarse en un enfoque en consonancia
con su mensaje: "Jesucristo, y éste crucificado" (2:2). Pero también se dijo
que los métodos evangelísticos de Pablo no eran "con palabras persuasivas de
humana sabiduría, sino con demostración del Espíritu y de poder" (2:4).
Entonces, ¿significó esto que milagrosas señales y prodigios siguieron la
predicación de Pablo? ¿O debería ser entendida la referencia al poder del
Espíritu en términos de este pasaje como simbolizado por la crucifixión de

---

[36] Obsérvese que la vergüenza de los sabios es paralela a la reivindicación del pueblo oprimido
de Dios contra sus enemigos en la Septuaginta — vea Sal. 6:10, 31:17, 35: 4, etc.; Cf.
Collins, *First Corinthians*, p. 111, y Gordon D. Fee, *The First Epistle to the Corinthians* (Grand
Rapids: Wm. B. Eerdmans, 1987), p. 83.

[37] Fee, en *The First Epistle to the Corinthians*, p. 93n. 21, señala 1 Corintios 4:9-13, la cual
explica la debilidad de Pablo sólo en términos de dificultades externas.

Cristo?[38] Si es así, entonces el poder del Espíritu debe ser comprendido no tanto en términos de la lista detallada de dones espirituales más tarde en la epístola (12:7-9), sino en términos de la debilidad y locura manifestada en la cruz.

Desde una perspectiva de discapacidad intelectual, entonces, el poder del evangelio no se manifiesta en elocuente retórica o sofisticada argumentación sino en el balbuceo de los necios. Literalmente, se podría decir que el poder del evangelio estaba mediado por lo que para los oídos normados es el extraño e ininteligible balbuceo de las personas con discapacidad intelectual.[39] Eclesiológicamente, podría decirse que la iglesia es verdaderamente el cuerpo de Cristo cuando es central, y constituye y honra a las personas con discapacidad intelectual.[40] Si ese es el caso, entonces así es como extenderíamos nuestra discusión en la sección anterior sobre la iglesia y los dones carismáticos: el poder del Espíritu es evidente no sólo en los signos y las maravillas (1:22), sino en toda la gama de dones, incluyendo pero no limitado a los enumerados en 1 Corintios 12:7-9. Entonces, el Espíritu también capacita no sólo a las personas con discapacidad en general, sino también a las personas con discapacidad intelectual más particularmente.

Un Cuerpo, Muchos Miembros y Ministerios: Hacia una Eclesiología Inclusiva

¿Cómo podrían las reflexiones anteriores informar y transformar las prácticas de la iglesia para hacerlas más inclusivas con respecto a las personas con discapacidades? Antes de tratar de dar cuerpo a lo que esto significa eclesialmente, debemos recordar que los dones carismáticos mencionados por

---

[38] Esto es discutido de manera convincente por Anthony C. Thiselton, *The First Epistle to the Corinthians: A Commentary on the Greek Text* (Carlisle, U.K.: Paternoster, 2000, Grand Rapids: Wm B. Eerdmans, 2000), pp. 213-15 y páginas 221-22.

[39] Véase Fee, *The First Epistle to the Corinthians*, pág. 95. Por lo tanto, también podría ser apropiado a este respecto observar lo que Pablo dijo en otro lugar: "el Espíritu nos ayuda en nuestra debilidad; pues qué hemos de pedir como conviene, no lo sabemos, pero el Espíritu mismo intercede por nosotros con gemidos indecibles" (Romanos 8:26).

[40] ¿Podemos decir así: "El rostro de Dios es el rostro del retrasado; el cuerpo de Dios es el cuerpo de los retrasados; el ser de Dios es el de los retardados"? Ver Stanley Hauerwas, *Suffering Presence: Theological Reflections on Medicine, the Mentally Handicapped, and the Church* (Notre Dame: University of Notre Dame Press, 1986), p. 178.

Pablo en su epístola corintia, palabras de sabiduría y de conocimiento; fe, poderes milagrosos, dones de sanidades y discernimiento de espíritus; la profecía, las lenguas y la interpretación de lenguas, etc., no son una lista exhaustiva. En otras partes del Nuevo Testamento, se mencionan otras listas de dones y/o oficios relacionados:

Romanos 12:3-8	Efesios 4:11 1	1 Pedro 4:9-11
profecía	apóstol	hospitalidad
servicio	profeta	habla
enseñanza	Evangelista	servicio
alentar	pastor	
dador	maestro	
líder		
misericordioso		

Estas listas revelan que hay tantos dones como el Espíritu decide necesario proporcionar "cada uno según la medida de fe que Dios ha asignado" (Romanos 12:3b), "para el bien común" (1 Corintios 12:7). En cada caso, el Espíritu da "a fin de perfeccionar a los santos para la obra del ministerio, para la edificación del cuerpo de Cristo, hasta que todos lleguemos a la unidad de la fe y del conocimiento del Hijo de Dios, a un varón perfecto, a la medida de la estatura de la plenitud de Cristo" (Efesios 4:12-13), y para que "Dios sea glorificado en todas las cosas por medio de Jesucristo" (1 Pedro 4:11b).

En el resto de este capítulo quiero aclarar cómo podrían funcionar los diversos dones del Espíritu a través de aquellos que deberían ser reconocidos dentro de la teología paulina y de la eclesiología de la debilidad como miembros y ministros más centrales y honrados en el cuerpo de Cristo: personas con discapacidades físicas e intelectuales. Nos centraremos particularmente en cómo la iglesia puede ser un "hospital" que honra a todas las personas; al mismo tiempo, resistiremos a la tentación de reducir a las personas a sus discapacidades (que viene con el modelo médico asociado con la metáfora del hospital), y lo hacemos resaltando que en la iglesia el sacerdocio de todos los creyentes acoge y recibe los ministerios y los dones de todas las personas en todo el espectro de habilidades.[41] Explicaré los detalles de una eclesiología inclusiva en tres niveles: con respecto a las personas con discapacidad en general, con respecto a las personas con discapacidad intelectual en particular y, finalmente, con respecto a las personas con discapacidades severas y profundas.

Inclusión Eclesial de Personas con Discapacidad

Para empezar, las comunidades eclesiales necesitan "personalizar", con lo cual quiero decir hacer lo que sea necesario para que sus edificios, actividades y ministerios sean más accesibles para las personas de todo el espectro de la discapacidad. Normalmente, los líderes de la iglesia se excusan de esta tarea, generalmente diciendo que no muchas personas con discapacidades son miembros de sus congregaciones o parroquias. Pero quizás las personas con discapacidades no están presentes porque nuestras iglesias no son accesibles. Por lo tanto, en lugar de esperar a que aparezcan, debemos ser más intencionales acerca de darles la bienvenida asegurando que hay rampas o ascensores en nuestros edificios; proveyendo traducciones de lenguaje de señas; rutinariamente visitar, celebrar y honrar a los ancianos de nuestras comunidades en lugar de descuidarlos; etcétera. Una vez que la palabra empiece a salir, podríamos sorprendernos de cuántas personas con discapacidad se identifican y se hacen activas en nuestras comunidades eclesiales.

Pero las iglesias pueden hacer más para desprenderse de su imagen de comunidades "no discapacitadas" que buscan sólo miembros "no discapacitados" al involucrarse en formas orientadas a servicios de iniciativas misioneras dirigidas específicamente a personas con discapacidades. ¿Cómo identificaría la iglesia a esos grupos de personas? Una forma de hacerlo es desarrollar programas ministeriales que puedan apoyar el trabajo de agencias seculares o gubernamentales que sirven a esas personas y encontrar maneras de colaborar con tales agencias en el cumplimiento de su tarea.

---

[41] Así, las congregaciones inclusivas y acogedoras proporcionan imágenes de una eclesiología hospitalaria. Ver Erik W. Carter, *Including People with Disabilities in Faith Communities: A Guide for Service Providers, Families, and Congregations* (Baltimore: Paul H. Brookes, 2007).

En el contexto norteamericano, por ejemplo, una clase específica de personas como los veteranos de las Fuerzas Armadas de los Estados Unidos tiene un amplio espectro de discapacidades. Dentro del Departamento de Asuntos de Veteranos (VA, por sus siglas en inglés), hay un cambio creciente en el enfoque — lejos del modelo médico de discapacidad que trata "cuestiones" y "problemas" y hacia un enfoque "veterano-centrado" que sirve a toda la persona en lugar de sólo la herida o la discapacidad.[42] Este marco centrado en la persona ahora evalúa las cuestiones relacionadas con la discapacidad no sólo en términos de pérdida de ingresos (pasada) o de incapacidad (futura), sino también en términos de calidad de vida en sus diversas dimensiones, cultural, psicológica, física, interpersonal, financiera, política e incluso filosófica y espiritual. Como resultado, la VA está interesada no sólo en proporcionar la forma tradicional de beneficios — por ejemplo, atención médica y de salud, compensación/pensión, rehabilitación vocacional, educación/capacitación, transporte/vivienda — sino también en la comprensión y servicio de las necesidades espirituales de los veteranos.

La iglesia puede venir junto a la VA en el cumplimiento de las necesidades de los veteranos con discapacidades, así como aprender de la VA en este sentido. La identificación de los aspectos espirituales de la calidad de vida de la VA es una oportunidad para que la iglesia brinde información, contribuya a los programas de capellanía VA existentes dirigidos hacia el logro de este objetivo, y organice y divulgue ministerios comunitarios locales destinados a ir más allá de lo que VA y sus programas de capellanía pueden ofrecer. Para ser claro, esto no es una invitación abierta para formas abiertas de proselitismo no deseado. Sin embargo, si los veteranos con discapacidades identifican su preferencia de fe como cristianos, las iglesias locales deben consultar y coordinar con los capellanes para desarrollar servicios y ministerios basados en la comunidad para asegurar que se satisfagan las necesidades espirituales de estos veteranos y sus familias.

Si esto se logra correctamente, la calidad de vida del veterano se verá mejorada no sólo porque sus necesidades espirituales están siendo

---

[42] *A 21st-Century System for Evaluating Veterans for Disability Benefits*, ed. Michael McGeary, Morgan A. Ford, Susan R. McCutchen y David K. Barnes (Washington, D.C.: The National Academies Press, 2007), pág. 290-91.

fortalecidas, sino también porque los efectos del sustento espiritual se prolongan y transforman positivamente las otras áreas de la vida. Este es especialmente el caso porque la naturaleza de las discapacidades relacionadas con el servicio ha cambiado durante este siglo pasado —como los modos de guerra también han cambiado— y ahora son aún más complicadas que en las generaciones anteriores. Las deficiencias relacionadas con la exposición a los contaminantes bioquímicos dañinos y las toxinas y las deficiencias relacionadas con las nuevas formas de trastornos de estrés postraumático se entienden ahora profundamente entrelazados con los aspectos mentales, emocionales y afectivos de la vida que contribuyen a la dimensión espiritual. También ha habido, históricamente, un gran número de lesiones no relacionadas con el no combatiente —accidentes atléticos, accidentes automovilísticos y otras desgracias— que han dado lugar a una discapacidad y que plantean cuestiones espirituales y teológicas para los hombres y mujeres de servicio.[43] Por lo tanto, si la iglesia puede ministrar efectivamente a las necesidades espirituales de estas personas, esto tendrá un impacto directo y positivo sobre su calidad de vida. Al final, las personas con vidas espirituales más fuertes son personas más capaces y satisfechas, independientemente del nivel de su capacidad física.

Pero la iglesia también puede aprender del enfoque de veteranos o personajes de la VA, particularmente porque tal enfoque subraya la insistencia del movimiento de los derechos de la discapacidad de que aquellos con impedimentos son "personas primero", y no pueden ni deben reducirse a las discapacidades que tienen. El énfasis en "las personas primero" abarca la personalidad de las personas con discapacidades y permite que sus diferentes capacidades sean reconocidas. Aquí, el énfasis está en la agencia más que en la impotencia de las personas con discapacidades. Esto no sólo permite que sus necesidades y deseos sean registrados, sino que también afirma sus perspectivas potenciales y contribuciones. Esto significa que la iglesia puede y debe ver a las personas con discapacidades como agentes ministrantes por derecho propio para que la misión de la iglesia se lleve a cabo no sólo *para* las personas con discapacidades, sino también *con* ellas.

---

[43] Véase *Atlas of Injuries in the United States Armed Forces*, ed. Bruce H. Jones (N.P.: DOD Injury Surveillance and Prevention Work Group,, 1999).

En el caso de los veteranos con discapacidad, por ejemplo, si la iglesia puede aprender a verlos no como "problemas" o como "cargas" sino como personas y ministros, sus dones únicos estarían disponibles para servir las necesidades de un cuerpo más grande. Después de todo, los veteranos con discapacidades son mujeres y hombres altamente capacitados y altamente calificados, muchos de los cuales sirvieron con distinción en puestos técnicamente exigentes en las Fuerzas Armadas. Como tales, traen consigo experiencias y destrezas que pueden ser empleadas en el cumplimiento de la misión de la iglesia de maneras imprevistas. De hecho, muchos veteranos con discapacidades, a pesar de su limitada movilidad, son muy capaces de ejercer diversas formas de liderazgo.[44] Sus logros pueden ser destacados, y se les pueden proporcionar oportunidades en las cuales y plataformas desde las cuales alienten a otros, lideren con el testimonio. Por supuesto, las personas con discapacidades físicas tienen sus necesidades únicas, pero todas las personas lo hacen, independientemente de su capacidad o discapacidad. El punto que estoy haciendo es que los veteranos con discapacidades son un recurso inexplorado para las congregaciones.

Si las iglesias pueden llegar a ver a esas personas con sus diversos dones como capaces de contribuir al cuerpo de Cristo, sus dones pueden ser empleados en la comunidad en general para el beneficio y la edificación de todos. Desde una perspectiva misional, la iglesia tiene la responsabilidad no sólo de *invitar* a las personas con discapacidades a su comunidad, sino también de *traerlas* y luego honrar sus contribuciones. He argumentado aquí que la iglesia está obligada a incluir a las personas con discapacidad en el amplio alcance de su trabajo. La insistencia paulina de que "los miembros del cuerpo que parecen más débiles son indispensables" (1 Corintios 12:22) nos invita a reconsiderar las personas con discapacidad, viéndolas menos como receptores pasivos de la caridad de la iglesia y más como agentes capaces de ser miembros contribuyentes al cuerpo de Cristo. Por lo tanto, esta relectura en perspectiva de la discapacidad ilumina las posibilidades que pueden transformar a la iglesia

---

[44] Para reflexiones biográficas y autobiográficas sobre los derechos del liderazgo en la discapacidad, ver *Significant Disability: Issues Affecting People with Significant Disabilities from a Historical, Policy, Leadership, and Systems Perspective*, ed. E. Davis Martin Jr. (Springfield, Ill.: Charles C. Thomas, 2001), esp. Parte II.

en una comunidad más inclusiva cuando no sólo se compromete con la misión de las personas con discapacidad, sino que también se compromete *con* ellos como sujetos y agentes de ministerio.

Ministerio para y con Personas con Discapacidades Intelectuales

Ya he señalado cómo la breve historia del movimiento por los derechos de los discapacitados en la última generación ha demostrado que las personas con discapacidad intelectual son triplemente estigmatizadas y marginadas en comparación con las personas con discapacidades físicas, ya que las primeras no suelen ser capaces de abogar por ellos mismos. Esta última clase de personas a menudo no incluye a las personas con discapacidades intelectuales en sus iniciativas, ya que hacerlo perpetúa precisamente los estereotipos de desamparo que el movimiento por los derechos de los discapacitados ha intentado contrarrestar. Desafortunadamente, la iglesia no ha hecho mucho mejor que los activistas por los derechos de las personas con discapacidad al trabajar con personas con discapacidades intelectuales.

En lo que sigue, quiero hablar de las personas con discapacidad intelectual que no están profundamente discapacitados (de quienes si hablaremos más adelante). Aquí incluyo a las personas con lo que también se ha llamado discapacidades de desarrollo o cognitivas. Y una vez más, exhorto a la iglesia a encontrar socios en la comunidad más amplia a quienes puedan apoyar y de quien pueden aprender, y reevaluar cómo las personas con discapacidad intelectual pueden participar activamente en el ministerio por derecho propio para que se incluyan y contribuyan a la misión de la iglesia en lugar de meramente ser objetos de misión.[45]

Recomiendo que la iglesia considere desarrollos en el sistema de educación pública diseñado para ser más inclusivo de personas — especialmente niños, adolescentes y adultos jóvenes— con discapacidades intelectuales. La Ley de Educación para Todos los Niños Discapacitados (1975), más tarde renombrada la Ley de Educación de Individuos con

---

[45] Véase también el penetrante ensayo de John Swinton, "The Body of Christ Has Down's Syndrome: Theological Reflections on Vulnerability, Disability, and Graceful Communities", *The Journal of Pastoral Theology* 13, no. 2 (2003): 66 - 78.

Discapacidades (en 1990), ha transformado nuestra filosofía educativa y pedagógica. Paralelamente al enfoque "centrado en el veterano" de VA es la educación "centrada en el estudiante" que ha sido continuamente refinada en respuesta a las leyes de los últimos treinta años. Así, la pedagogía se ha diversificado en reconocimiento de las diferentes modalidades de aprendizaje de los estudiantes, de sus diferentes ritmos y de las múltiples formas de inteligencia, fortalezas y debilidades, que pueden ser predominantes en cualquier individuo. Además, se ha puesto énfasis en crear lo que en términos educativos se ha llamado el "ambiente menos restrictivo" para integrar a los estudiantes con discapacidades cognitivas con estudiantes no discapacitados, en la medida de lo posible, para que los primeros puedan sentir un sentido de pertenencia más que de ostracismo. Por último, pero no menos importante, los esfuerzos educativos inclusivos y holísticos destacan la importancia del aprendizaje dentro de un marco que involucra a la familia y se basa en los recursos disponibles en la comunidad en general.[46]

Ahora no ignoro el carácter controvertido de la discusión sobre la educación inclusiva.[47] Sin duda, hay cuestiones sin resolver en el sistema respecto de lo que es mejor para todos los estudiantes. En muchos casos, la gravedad de las discapacidades cognitivas que se encuentran en las aulas inclusivas impone los recursos de los profesores y las escuelas y también inhibe el progreso adecuado para otros estudiantes. Y debido a las regulaciones contra la defensa directa de la religión en el contexto escolar público, la iglesia tendrá que encontrar otras maneras de apoyar la educación de las personas con discapacidad intelectual que a través de la participación directa en el aula (excepto, por supuesto, convertirse en maestros, ayudantes de maestros o voluntarios en tales ambientes).

Sin embargo, en su corazón, la iglesia debe dar la bienvenida a la idea central de una comunidad inclusiva y centrada en la persona, y debe desarrollar formas eclesiales de tales entornos integrados que refuercen lo que los estudiantes a través del espectro de capacidad están siendo expuestos en

---

[46] Véase *Research on Classroom Ecologies: Implications for Inclusion of Children with Learning Disabilities*, ed. Deborah L. Speece y Barbara K. Keogh (Mahwah, N.J.: Lawrence Erlbaum Associates, 1996), esp. Partes II y III.

[47] Para más información, véase Yong, *Theology and Down Syndrome*, págs. 68-70.

los sistemas educativos públicos. Debe dotar a sus profesores en sus diversos niveles de ministerio para que no sólo sean capaces de llegar a estudiantes con discapacidad intelectual, sino también estén capacitados para fomentar espacios eclesiales inclusivos y acogedores. Lo que implicaría aquí no es sólo la capacidad de involucrar a personas con discapacidades intelectuales, sino también la facilidad para fomentar relaciones auténticas entre los miembros de la clase y la iglesia, independientemente de sus niveles de habilidad intelectual.

En un mundo rico en información en el que el aprendizaje intelectual es tan importante, ¿cómo puede la iglesia aprender de la educación y la formación —espiritual y de otro tipo— de personas con discapacidades de desarrollo y cognitivas? ¿No se ampliarían las liturgias eclesiales si los líderes de las iglesias fueran más sensibles a los modos kinestésico y afectivo de saber que las personas con discapacidades intelectuales tienden a confiar? ¿Podemos imaginar una forma enriquecida de comunidad eclesial cuando las personas con discapacidad intelectual son centrales y no marginadas en la vida de fe?

Mi afirmación en este capítulo es precisamente que una iglesia más hospitalaria para las personas con discapacidades intelectuales sería revolucionaria debido a los dones que esas personas aportan al cuerpo más amplio de Cristo. Por supuesto, no se debe esperar que las personas con discapacidad intelectual ministren de la misma manera que las personas con discapacidades físicas. Pero sus aportaciones no son menos profundas una vez que éstas son identificadas y recibidas como la sabiduría de Dios que revela la obra salvadora, santificadora y redentora de la cruz de Cristo.

¿Cómo podría la iglesia comenzar a darse cuenta del poder del evangelio en las vidas de las personas con discapacidades intelectuales, de modo que consideremos no sólo el ministerio *de* esas personas, sino también el ministerio *con* ellas? Los estudios han demostrado que los salones de clase inclusivos con habilidad de manejo benefician no sólo a las personas con discapacidades intelectuales, sino también a los estudiantes no discapacitados. Por supuesto, hay desafíos en los niveles pedagógico e interpersonal. Pero las aulas inclusivas fomentan la apreciación de la diversidad de la condición humana. Además, generan situaciones que enseñan a compañeros y pares acerca de la equidad, la rectitud y la justicia, y proporcionan oportunidades para desarrollar sensibilidades sociales y un genuino sentido de responsabilidad con y para los demás. Finalmente, y quizás lo más importante, las aulas que incluyen un amplio espectro de niños con capacidades intelectuales y discapacidades hacen posible diversas formas de amistades y relaciones, y tales relaciones configuran la maduración de los niños como personas. En resumen, las aulas inclusivas permiten "crear un lugar más seguro para todos los estudiantes".[48]

Nuestra afirmación es que tales "lugares más seguros" deben ser ampliados, tanto en nuestras iglesias en particular como en nuestras comunidades eclesiales en general. Las congregaciones y las parroquias pueden desempeñar un papel crucial en este proceso precisamente a través de su ministerio a todas las personas, incluyendo las personas con discapacidad intelectual, así como a través de la recepción del ministerio de todas las personas, incluyendo las personas con discapacidad intelectual. Las iglesias pueden ser lugares cruciales para la formación de espacios de pertenencia, donde todas las edades pueden aprender a ejercer la mutualidad, la reciprocidad y la hospitalidad de la inclusión a través de la interacción con personas con discapacidad intelectual.

¿Qué pasaría si el público descubriera que las comunidades eclesiásticas estaban creando ambientes educativos y litúrgicos inclusivos porque valoraban la presencia de niños y personas con discapacidades intelectuales? ¿Cómo podría la misión de la iglesia ser revitalizada precisamente por tener a personas con discapacidades y sus familias en medio de ella? ¿De qué manera se consideraría a la iglesia como más y no menos relevante para el mundo si se convirtiera en una comunidad más hospitalaria, especialmente para las personas con discapacidad intelectual? ¿Cómo se puede transformar la imagen de la iglesia si se honra a las personas con discapacidad intelectual y se celebra su vida en el centro de la comunidad eclesial? ¿No se manifestaría tal "debilidad" como la fuerza y el poder de la cruz y como la sabiduría de Dios?

---

[48] Charles A. Peck, Chrysan Gallucci y Debbie Staub, "Children with Severe Disabilities in Regular Classrooms: Risk and Opportunity for Creating Inclusive Communities", en *Schools as Community: From Promise to Practice*, ed. Gail Furman (Albany: State University of New York Press, 2002), pp. 217-31; la cita es de pp. 228-29.

Después de todo, como ya hemos visto, la iglesia como comunidad del Espíritu no depende de su sabiduría, elocuencia o retórica humana, sino del poder de Dios que está escondido en la cruz de Cristo. Desde la perspectiva de la discapacidad intelectual, entonces, es correcto insistir con Pablo que las lenguas cesarán y el conocimiento llegará a su fin (1 Corintios 13:8), pero "la fe, la esperanza y el amor permanecen, estos tres; y el más grande de ellos es el amor" (1 Corintios 13:13). Si el amor —no el conocimiento— es la característica central de la vida eclesial, entonces es el "lenguaje" más importante que la iglesia debe encarnar en su relación con el mundo, especialmente aquella parte del mundo habitada por personas con discapacidad intelectual.

Hospitalidad para y de Personas con Discapacidades Profundas

Pero ¿qué pasa con las personas que están profundamente discapacitados? Dichas personas están excluidas y marginadas porque tienen niveles severos de discapacidad física e intelectual que también dan lugar a "discapacidades sociales", es decir, a la incapacidad de entablar una interacción social significativa por casi todos los estándares. Inevitablemente, sin familiares o cuidadores comprometidos, los discapacitados profundos son institucionalizados y, en muchos casos, prácticamente abandonados. La iglesia ha estado a menudo perpleja acerca de cómo ministrar a aquellas personas que son más o menos indiferentes a las relaciones sociales. En algunos casos, la iglesia ha dado estímulo y apoyo a los cuidadores de esas personas, un ministerio importante, aunque insuficiente. Sin embargo, en general, las personas con discapacidades profundas están ausentes de la mayoría de las iglesias. Son ciertamente vistos más como cargas que como miembros viables de las comunidades eclesiales.

Por otro lado, la iglesia no tiene que buscar lejos para encontrar modelos basados en la fe de ministerio e incluso con personas con discapacidades profundas. L'Arche —que es el francés para la palabra "arca"— es una red internacional de más de 130 comunidades residenciales en más de treinta países dedicados al cuidado de personas con severas discapacidades de desarrollo y, en muchos casos, discapacidades profundas.[49] En L'Arche, Los individuos son llamados "miembros principales", que son asistidos por cuidadores. Esto refleja la filosofía de "la persona primero" que ya hemos visto en enfoques como "centrados en los veteranos" y "centrados en los estudiantes". Pero más allá de este paralelo, la filosofía de L'Arche es profundamente cristiana en su núcleo, fundada como en 1964 por dos católicos romanos, un laico y el otro sacerdote, y está impulsada por una visión de la humanidad plena e indestructible de cada persona creada a la imagen de Dios, independientemente de las capacidades o habilidades de ese individuo. Por lo tanto, los roles de los miembros principales y los cuidadores son distintos, pero ambos son igualmente valorados en L'Arche.

La vida en L'Arche es fundamentalmente comunal, tejida alrededor de las amistades y las relaciones de los miembros principales y sus ayudantes. Seamos claros que mientras que las comunidades de L'Arche están estructuradas alrededor de las vidas de sus miembros principales, los cuidadores están allí no sólo para proporcionar ayuda, sino también porque han llegado a valorar lo que los miembros principales tienen que ofrecer a cambio. En otras palabras, L'Arche tiene éxito porque ha sido capaz de facilitar relaciones genuinamente recíprocas entre los miembros principales y los cuidadores. Cada uno recibe de y da al otro, aunque en diversos aspectos.

Pero, ¿cómo es posible recibir el ministerio de personas con discapacidades profundas? La mayoría de las personas no discapacitadas comprenderán fácilmente cómo "prestar una mano" a los discapacitados profundos, pero tienen poca idea de lo que significa ministrar *con* ellos, o recibir ministración *de* ellos. La pista está en el título (y en la reflexión extendida) del reciente libro de Hans Reinders, *Recibiendo el Regalo de la Amistad*.[50] Mientras que las amistades deben ser elegidas libremente, en otro nivel también deben ser recibidas simplemente como regalos. Más precisamente, la amistad genuina que involucra a personas con discapacidades profundas se basa en un relato teológico de ser humano, que valora

---

[49] Véase Jean Vanier, *An Ark for the Poor: The Story of L'Arche* (Toronto: Novalis; New York: Crossroad; and London: Geoffrey Chapman, 2002).

[50] Hans S. Reinders, *Receiving the Gift of Friendship: Profound Disability, Theological Anthropology, and Ethics* (Grand Rapids: Wm. B. Eerdmans, 2008).

fundamentalmente la vida en un modo no jerárquico como don de un Dios que ha elegido a todos los hombres, incluyendo a aquellos con discapacidades profundas, como sus amigos. Así que las personas son amigos no por su racionalidad/inteligencia o por sus capacidades físicas, sino porque todos nosotros —no sólo las personas con discapacidades profundas— hemos recibido la vida como un regalo de la amistad de Dios.

Sin duda, recibir el regalo de la amistad de personas con discapacidades profundas no es fácil. Se necesita tiempo, y ampliará las capacidades de las personas no profundamente discapacitadas para que sean amistosas. Pero L'Arche revela la posibilidad de tales amistades.[51] Las comidas son períodos prolongados en que los dones de alimento y nutrición son recibidos lentamente para perpetuar la vida de todos. Los tiempos de baño y de limpieza son momentos prácticamente sagrados cuando los miembros principales y los cuidadores experimentan literalmente la profundidad de la vida encarnada. Y los momentos de ocio son a menudo simples momentos de "estar con" los demás, independientemente de la actividad elegida. Los cuidadores experimentan los límites de sus propias capacidades precisamente en y por medio de la satisfacción que reciben de cuidar a los demás; simultáneamente, los cuidadores también se transforman profundamente a medida que reconocen la gracia que subyace a su propia humanidad fundamental en los rostros, cuerpos y vidas de aquellos a quienes cuidan. Las personas con discapacidades profundas no son agentes del ministerio en los sentidos normales de esa noción, sino que son conductos de los dones reveladores y transformadores del Espíritu de Dios para aquellos que ralentizarán lo suficiente para hacer amistad con ellos, para ver, oír y tocar en la fe, y recibir la presencia de Dios en sus propias vidas.[52]

¿Qué pasará si las congregaciones locales se conocen como comunidades constituidas por amistades con personas con discapacidades profundas? ¿Cómo se verán estas parroquias no sólo por estas personas, sino por sus familias, por las agencias de servicio que interactúan con la vida de

---

[51] Kathryn Spink, *Jean Vanier and L'Arche: A Communion of Love* (Nueva York: Crossroad, 1991).

[52] *Encounter with Mystery: Reflections on L'Arche and Living with Disability*, ed. Frances M. Young (Londres: Darton, Longman & Todd, 1997).

estas personas y sus familias, y por las comunidades en general? Más aún, ¿cuán poderosamente se manifestará el amor de Dios al mundo cuando vea que la iglesia no sólo busca cuidar de los más vulnerables en su seno, sino que valora la forma en que esas personas contribuyen a moldear la naturaleza misma de la iglesia como una comunidad inclusiva y hospitalaria?[53] En este punto, el ministerio a las personas con discapacidades profundas se convierte en un medio de ministrar el amor de Dios con el mundo de otro modo inhóspito.[54] El resultado es una iglesia renovada, vidas y dones de aquellos que anteriormente han sido los miembros más extremadamente marginados de la comunidad humana. Pero más allá de esto, cuando la iglesia se solidariza con tales personas, altera fundamentalmente su propia comprensión e identidad a la luz de la debilidad y la locura de la cruz de Cristo. De esta manera, entonces, los carismas del Espíritu serán desatados para exponer la fuerza y sabiduría del mundo y hacer posible el poder redentor del evangelio.

Resumen

Nuestro énfasis en una iglesia débil y absurda es ridículo cuando se mide por los estándares del mundo, sin embargo la existencia de congregaciones y comunidades cuyas debilidades y necedad son ocasiones para la manifestación de la cruz de Cristo daría testimonio más palpable del poder, la gloria y sabiduría de Dios. Así, las iglesias que acogieron a personas con un amplio espectro de discapacidades, como las muchas comunidades de L'Arche alrededor del mundo, encarnarían los principios paulinos de que el cuerpo de Cristo y la comunión del Espíritu están constituidos por muchos miembros diferentes, cada uno con su o sus propios dones espirituales; ninguno de los miembros o sus dones son más o menos valiosos y, en todo caso, los que se consideran menos dignos de honor son más indispensables. Esto se debe a que

---

[53] Véase Thomas E. Reynolds, *Vulnerable Communion: A Theology of Disability and Hospitality* (Grand Rapids: Brazos Press, 2008).

[54] Aquí paso al siguiente nivel de lo que Robert MacSwain discute acerca de la naturaleza encarnada e interrelacionada de la iglesia y de la salvación de Dios mediada a través de la iglesia; Ver MacSwain, "Imperfect Lives and Perfect Love: Austin Farrer, Stanley Hauerwas, and the Reach of Divine Redemption", en *xchanges of Grace: Essays in Honour of Ann Loades*, ed. Natalie K. Watson y Stephen Burns (Londres: SCM Press, 2008), págs. 142-54.

en el esquema paulino de las cosas, Dios ha escogido en Cristo y en la cruz las cosas necias del mundo en lugar de los sabios, los humildes y menospreciados que los convencionalmente valorados, los débiles y no los fuertes.

Una vez que entendamos esta verdad fundamental, veremos cómo Dios no sólo ha elegido a personas con discapacidades profundas como sus amigos, sino que también ha optado por manifestar sus dones graciosos de manera aún más transparente en y a través de las "debilidades" de sus vidas. La floración resultante de las amistades, por supuesto, es precisamente lo que forma, transforma y renueva al pueblo de Dios como signos presentes al mundo de la salvación que se espera en el reino venidero.

Preguntas de estudio

1. Comenzamos este capítulo con la teología de la debilidad de Pablo resumida en 2 Corintios 4:7-12 y 12:7-10. ¿Cómo es cierto que cuando somos débiles, entonces somos fuertes? ¿Has experimentado eso en tu propia vida?
2. ¿Por qué es peligroso para las personas sin discapacidades aplicar la teología de la debilidad de Pablo a las vidas de las personas con discapacidades? ¿Conoces a alguien que pueda ayudarnos a entender mejor la aplicabilidad de la teología de la debilidad de Pablo a la experiencia de la discapacidad?
3. Pablo también dice que las partes más débiles del cuerpo son indispensables y de mayor honor (1 Co. 12:21-26). ¿Por qué es tan difícil para nosotros aplicar esto a las personas con discapacidades? ¿Cómo podríamos cambiar la manera en que "hacemos la iglesia" si tomamos en serio esta imagen paulina?
4. ¿La discusión de Pablo acerca de los dones espirituales y carismáticos del Espíritu en 1 Corintios 12:4-11 es aplicable a las personas con discapacidades? ¿Qué ejemplos del ministerio de personas con discapacidades puede recordar, y cómo sus logros nos instan a repensar el ministerio de la iglesia como un todo?
5. He sugerido que la discusión de Pablo sobre la sabiduría y la locura de Dios y el mundo en 1 Corintios 1:18-2:5 es aplicable para desarrollar una teología de la discapacidad intelectual. ¿Qué piensas de mi propuesta?

¿Cuán importante es para nosotros formular una teología de la discapacidad intelectual?

6. ¿Podría la teología de la debilidad y la necedad de Pablo amenazar a algunos miembros de nuestras iglesias? ¿Qué pasa con los miembros de nuestro medio que son ricos, poderosos y de élite (de noble nacimiento) y también no discapacitados? ¿Cómo podría la formación de una iglesia de debilidad también involucrar a estas personas?

7. ¿Conoces a alguien con discapacidades severas o profundas? ¿Cómo puede la iglesia proveer ministerios relevantes a esas personas y sus familias? ¿Cómo podría la teología paulina de la debilidad ayudarnos a ver a estas personas como los miembros más centrales y honrados que ministran en nuestras iglesias?

5

Cuando no Hayan más Lágrimas

Escatología, el Reino de Dios y la Redención de la Discapacidad

Introducción

El caso que he intentado hasta ahora es que no hay nada intrínsecamente malo en las vidas de las personas con discapacidad, que no son ellos los que necesitan ser curados, sino nosotros, los no discapacitados, necesitamos ser salvos de nuestras actitudes y prácticas discriminatorias y que las personas con discapacidades deben ser aceptadas y honradas tal como son. Sin embargo, este argumento plantea la pregunta fundamental soteriológica acerca de cómo será la vida de resurrección en el reino escatológico de Dios. Si no hay discapacidades en la vida venidera, eso implica implícitamente que nuestra tarea actual es librar al mundo de tales realidades desafortunadas e indeseadas. Así, para asegurar la tesis central de este libro, necesitamos confrontar esta cuestión de frente. En este capítulo nos centramos en las imágenes que la Biblia proporcionacon respecto al cuerpo escatológico y la resurrección, para mostrar cómo tales imágenes, entendidas desde una perspectiva normal, son instrumentos de opresión en manos de personas no discapacitadas, y recuperar imágenes alternativas que no sólo son inclusivas en lugar de marginar a las personas con discapacidades, sino también apoyar la esperanza de toda la humanidad de que en última instancia no habrá más lágrimas.

Esta parte final de mi argumento es cuádruple. Comenzaremos por interrogar la imagen tradicional de la vida de la resurrección como un paraíso libre de discapacidades y preguntaremos cómo esa expectativa es opresiva para las personas con discapacidades en esta vida. Luego pasaremos la mayor parte del capítulo mirando la vida y las enseñanzas de Jesús para construir una visión alternativa de la vida después de la muerte. Este enfoque cristológico se basa en las perspectivas de la discapacidad para profundizar profundamente en el misterio de la Encarnación como destinado a redimir las debilidades de la carne humana y explorar el significado de las marcas de deterioro observado en el cuerpo resucitado de Jesús. En las dos últimas secciones de este capítulo examinaremos dos de las enseñanzas de Jesús: la de la parábola con respecto al gran banquete escatológico, y la del último juicio de las ovejas y las cabras. A lo largo del camino, también tendremos la oportunidad de recuperar algunos textos del Primer Testamento descuidados que sugieren que el Día final del Señor será mucho más inclusivo de personas con discapacidades de lo que nuestras imágenes populares podrían haber llegado a esperar.

El Cuerpo de la Resurrección: Expectativas Tradicionales, Preguntas sobre Discapacidad

La visión apocalíptica de la Nueva Jerusalén claramente dice que en ese "lugar" y en ese "tiempo", Dios enjugará "toda lágrima de los ojos de ellos; y ya no habrá muerte, ni habrá más llanto, ni clamor, ni dolor; porque las primeras cosas pasaron" (Apocalipsis 21:4). Hay ciertamente muchas razones por las cuales los seres humanos vierten las lágrimas, pero de una perspectiva normada, una razón importante tiene que ver con las dificultades y los sufrimientos asociados con la enfermedad, ls dolencias, y la discapacidad. Así, la representación paulina del cuerpo de la resurrección, leída desde un punto de vista normado, sugiere el por qué no habrá más tristeza en los nuevos cielos y la nueva tierra: "Se siembra [el cuerpo humano] en corrupción, resucitará en incorrupción. Se siembra en deshonra, resucitará en gloria; se siembra en debilidad, resucitará en poder. Se siembra cuerpo animal, resucitará cuerpo espiritual" (1 Corintios 15:42b-44a). En otras palabras, no habrá llanto ni duelo en la próxima vida porque las causas de la tragedia humana y el sufrimiento —el pecado y sus efectos de defecto, enfermedad y discapacidad— serán erradicadas.[1]

Mi afirmación en esta sección es que tales interpretaciones escatológicas perpetúan prejuicios normados contra las discapacidades precisamente definiendo las discapacidades como no teniendo lugar en la nueva creación de Dios. La lógica a menudo implícita detrás de esta afirmación debe ser explícita: si la discapacidad es un reflejo del presente, caído, y el orden roto de las cosas, la redención de este mundo y su transformación en el próximo *eon* implicará la eliminación de todos los síntomas relacionados con el carácter trágico de la vida dominada por el pecado. Por lo tanto, existe una legitimación teológica para lo que ocurre dentro de la profesión médica, en la que los progresos tecnológicos en curso que son capaces de diagnosticar las discapacidades congénitas han llevado a un aumento en los abortos de fetos afectados.[2] Después de todo, si las discapacidades son la causa del sufrimiento y el mal que el sesgo normado dice que son, y si no se encuentran en nuestras visiones escatológicas del mundo perfecto, entonces no deberíamos hacer todo lo que podemos en esta vida para eliminar el mundo de las discapacidades, ¿Incluso si eso significa impedir también el nacimiento de niños con discapacidades?

Es cierto que los cristianos conservadores no justifican en modo alguno abortar a los fetos con discapacidades y han llevado a cabo campañas políticas contra la práctica del aborto. Incluso dentro de estos círculos, sin embargo, diría que las representaciones escatológicas de un mundo perfecto conducen a una antropología idealista que valora la vida no nacida, pero ve a las discapacidades como incidentales, incluso perjudiciales para el

---

[1] Para una visión del cuerpo resucitado como "libre de pecado", ver David Hodgens, "Our Resurrection Body: An Exegesis of 1 Corinthians 15:42-49", *Melanesian Journal of Theology* 17, no. 2 (2001): 65 - 90, esp. pag. 74.

[2] Por lo tanto, hasta el 90 por ciento de los fetos diagnosticados mediante pruebas prenatales como que tienen defectos genéticos son abortados; véase *Ethical Issues in Modern Medicine: Contemporary Readings in Bioethics*, ed. Bonnie Steinbock, John Arras y Alex John London, 7ª ed. (Boston: McGraw-Hill, 2009), pág. 671. Para las críticas sobre la discapacidad, vea *Prenatal Testing and Disability Rights*, ed. Erik Parens y Adrienne Asch (Washington, D.C.: Georgetown University Press, 2000) y *Quality of Life and Human Difference: Genetic Testing, Health Care, and Disability*, ed. David Wasserman, Jerome Bickenbach y Robert Wachbroit (Cambridge and New York: Cambridge University Press, 2005).

florecimiento humano y, en última instancia, deben ser erradicadas. Como Pablo dice, "He aquí, os digo un misterio: No todos dormiremos; pero todos seremos transformados, en un momento, en un abrir y cerrar de ojos, a la final trompeta; porque se tocará la trompeta, y los muertos serán resucitados incorruptibles, y nosotros seremos transformados. Porque es necesario que esto corruptible se vista de incorrupción, y esto mortal se vista de inmortalidad" (1 Corintios 15:51-53). Por lo tanto, las enfermedades serán sanadas; las imperfecciones serán embellecidas; la deficiencia será subsanada; y las discapacidades serán fijadas. Así, en esta vida debemos cuidar a aquellos que están irreparablemente discapacitados y minusválidos, incluso los aceptamos y amamos, porque en la vida venidera, aquellos que sufren de tales condiciones serán liberados de sus aflicciones y aquellos que han abrazado, cuidado, y amados serán recompensados por su bondad y compasión.[3]

Pero, como he argumentado desde el comienzo de este libro, la perspectiva de la discapacidad insistiría en que algunos impedimentos son tan constitutivos de la identidad que su eliminación implicaría la obliteración de la persona también. Las condiciones congénitas como el enanismo (recordar el caso de Zaqueo), el síndrome de Down, el trastorno del espectro autista y otros tipos de discapacidades de aprendizaje y desarrollo son, sin duda, de este tipo. Pero también hay deficiencias sensoriales que las personas viven con el curso de sus vidas que se convierten en identidad constitutiva, como la ceguera o la sordera. Por último, pero no por ello menos importante, hay ciertamente diversas formas de defectos y manchas corporales, tanto visibles como invisibles, que, aunque no sean constitutivas de la identidad, se "sufren" no en términos de dolor físico, sino en términos de ostracismo social.

En todos estos casos, y tal vez en muchos otros, sugiero que la perspectiva normada que espera la eliminación escatológica de tales discapacidades devalúa esencialmente las vidas y experiencias de esas personas de hecho, incluso si no en retórica, y que la escatología normada es generada no necesariamente por preocupación por aliviar el sufrimiento de tales vidas,

---

[3] Esta es la esencia de una discusión en R. T. Kendall, *The Thorn in the Flesh* (Lake Mary, Fla.: Charisma House, 2004), cap. 5. Debo señalar, sin embargo, que el capítulo de Kendall es, en muchos aspectos, un marcado avance del sentimentalismo y del paternalismo que de otra manera caracterizan gran parte de lo que está disponible sobre este tema en entornos cristianos conservadores.

sino más bien por sesgos y miedos no criticados que proyectan una experiencia existencial en vidas diferentes en un mundo normado. En resumen, el prejuicio normado crea un mundo que estigmatiza y oprime a las personas con discapacidad, agravando así los temores normados sobre la experiencia de la discapacidad y alejando a las personas no discapacitadas de las personas con discapacidad. Esto a su vez subraya la hermenéutica teológica normada que define las discapacidades únicamente en términos de pecado y caída, en lugar de en términos de la diferenciación corporal originalmente bendecida en la creación. En esta construcción teológica normada, entonces, la discapacidad es una intrusión poslapsariana y accidental en el orden creado que la transformación escatológica eliminará de una vez por todas, y simultáneamente consolando a los afligidos (lo cual, se traduce a: nosotros los "normales" no tenemos tal preocupación por las discapacidades) y hacerlos exactamente como somo "nosotros".

El problema con tal expectativa escatológica es lo que genera en este lado de la eternidad. Las imágenes escatológicas sin personas con discapacidades se traducen efectivamente en iglesias, que son precursoras del futuro reinado de Dios, sin esas personas tampoco. Hemos construido inconscientemente comunidades de fe anunciando los nuevos cielos y la nueva tierra en que los enfermos pueden esperar ser curados y los discapacitados pueden recibir sus curas. Si lo que nosotros (los "normales") tememos son las discapacidades, entonces enfatizamos los servicios de sanación y milagros y las cruzadas para exorcizar tales realidades intrusivas de nuestro medio. Si esperamos que las buenas noticias escatológicas abolan todas las discapacidades, entonces el evangelio de hoy lo hace también. Si las discapacidades han de ser purgadas en la vida futura, ¿por qué no debería comenzar ese proceso de purga en éste? Por supuesto, mi argumento aquí se cruza con el del capítulo anterior, en el que afirmo que hemos heredado y habitado la eclesiología normada de la congregación de Corinto más que la eclesiología paulina de la debilidad presentada a esa comunidad.

En el resto de esta sección, vuelvo a la representación paulina del cuerpo resucitado a fin de aclarar los malentendidos para que pueda ofrecer una visión escatológica que incluya la discapacidad. En otra parte[4] ya he comenzado a formular una lectura de la discapacidad de 1 Corintios 15 que desconstruye las percepciones normadas del cuerpo de la resurrección. Mi estrategia anterior ha sido resaltar la imagen del cuerpo resucitado como el del último Adán o Jesucristo (trataré esto más abajo), y para proporcionar interpretaciones alternativas de los contrastes de debilidad y fuerza en la discusión de Pablo. Ahora quiero ampliar estas reflexiones anteriores conectando la discusión paulina del cuerpo resucitado en 1 Corintios 15 con la teología de la debilidad que se ha desarrollado anteriormente. En resumen, mi afirmación es que el cuerpo resucitado no necesariamente tiene que estar libre de las marcas de nuestros impedimentos actuales; más bien, la resurrección transformará no sólo nuestros cuerpos, sino también la escala mundial de valores como un todo. Hay cinco eslabones en la cadena de mi argumento, el último de los cuales nos llevará a la siguiente sección.

Primero, observe que en el contexto más amplio de 1 Corintios 15, Pablo está respondiendo tanto a aquellos que son incrédulos que habrá una resurrección de los muertos en absoluto, y a la mente más espiritual de la congregación que anticipa una vida después del cuerpo sin vida porque asocian el cuerpo con las impurezas de la existencia creadora y carnal. En el plano epistemológico, Pablo vincula la resurrección de los muertos a la muerte y resurrección de Cristo y el corazón mismo del evangelio (vv. 3-20). La centralidad de la cruz a través de las cartas corintias y en este pasaje lleva a algunos intérpretes a sugerir una "epistemología paulina" distintiva de la cruz: así como Dios ha hecho necia la sabiduría del mundo a través de la cruz de Cristo, también lo hace la necedad de la idea de la resurrección de los cuerpos muertos cuestionando los presupuestos doceticos de la élite corintia.[5] En esta lectura, la sabiduría de la época presente que se ríe de la noción de cuerpos resucitados está siendo desafiada por la convicción escatológica, la crucifixión y resurrección de Cristo.

---

[4] Véase Yong, *heology and Down Syndrome: Reimagining Disability in Late Modernity* (Waco, Tex.: Baylor University Press, 2007), pp. 271-74.
[5] Andrew Johnson, "Turning theWorld Upside Down in 1 Corinthians 15: Apocalyptic Epistemology, the Resurrected Body, and the New Creation", *Evangelical Quarterly* 75, no. 4 (2003): 291 - 309.

Segundo, la resurrección de Cristo no fue meramente una experiencia subjetiva de los discípulos que pudiera ser reinterpretada en un sentido gnóstico que devalúe la encarnación material; más bien, la resurrección de Cristo fue un acontecimiento objetivo que fue presenciado en múltiples ocasiones (versículos 5-8). Por lo tanto, el punto de Pablo no es que la vida venidera contendría cuerpos espirituales recién creados, sino más bien que son estos cuerpos presentes los que serán levantados, aunque sean transformados en el eschaton. La esencia del mantra repetido "Se siembra en corrupción, [etc.], pero se resucitará en incorrupción [etc.]" (vv 42-44) es que, como lo dice Murdoch Dahl, "el cuerpo de resurrección es somáticamente idéntico a éste".[6] Esto tiene implicaciones para nuestra comprensión de la diversidad de tamaños, formas y formas corporales humanas. Ciertamente, el cuerpo resucitado será transformado; pero su transformación no significa que no haya continuidad entre el presente y el futuro, sino que habrá continuidades en las discontinuidades para que sigamos siendo marcados de alguna manera en la próxima vida por quiénes y qué somos en esta vida.

En tercer lugar, es imperativo leer 1 Corintios 15:42-44 en el contexto de la cosmovisión de la élite corintia, que presumía que el cuerpo humano era un microcosmos que reflejaba la jerarquía del cosmos.[7] Las partes asociadas con el intelecto eran de mayor valor que los asociados con el funcionamiento de las partes más gruesas del cuerpo. Así, la sociedad misma se estratificó según esta correlación entre el cuerpo humano y la escala cósmica de valores; por ejemplo, las mujeres eran consideradas inferiores a los hombres y trabajadores inferiores a políticos y generales. Lea de esta manera, lo que Pablo está contrastando es la jerarquía del estatus en la vida futura con la de esta vida:

Esta vida	El más allá
sōmata epigeia (cuerpo terrenal)	*sōmata epourania* (cuerpo celestial)

---

[6] Murdoch E. Dahl, *The Resurrection of the Body: A Study of 1 Corinthians 15,* Studies in Biblical Theology 36 (Naperville, Ill .: Alec R. Allenson, Inc., 1962), p. 94
[7] Aquí sigo a Dale B. Martin, El cuerpo corintio (Londres y New Haven: Yale University Press, 1995).

en phthora (en la corrupción)	*en aphtharsia* (en incorrupción)
atimia (en deshonor)	*doxa* (en gloria)
astheneia (debilidad)	*dynamis* (poder)
sōma psychikon (cuerpo psíquico)	*sōma pneumatikon* (cuerpo neumático)
psychē zōsa (alma viviente)	*pneuma zōopoioun* (espíritu de vida)
ho choïkos (lo polvoriento/terrenal)	*ho epouranios* (lo celestial)
to thnēton (lo mortal)	*athanasia* (lo inlmortal)[8]

Al negar que la carne y la sangre puedan heredar el reino (v. 50), Pablo refleja la fisiología cósmica estándar de su época; pero al insistir en la resurrección de este cuerpo presente, él también está presionando contra esta visión dominante. Sin embargo, Pablo tiene que articular cómo este cuerpo puede ser cambiado, por lo que tiene que "despojar al cuerpo resucitado de sus elementos de estatus inferior y definirlo como una entidad que puede apropiadamente reclamar y alcanzar por sí misma un alto estatus fisiológico".[9]

Pero cuarto, presento dos contra preguntas desde una perspectiva de la discapacidad: (1) ¿Por qué Paul no cuestionó al menos las dimensiones elitistas de la cosmología jerárquica de su época basada en su epistemología de la cruz? y (2) ¿Por qué Pablo no reconsideró más radicalmente su noción del cuerpo resucitado basado en su teología de la debilidad? Si hubiera hecho lo primero, habría sido más probable que volcara la escala de valores socialmente estratificada que Pablo ya había desafiado en base a la debilidad y la locura de la cruz. Si hubiera hecho esto último, habría sugerido más claramente que la fuerza del cuerpo resucitado no descansaría en una solución mágica de cuerpos de criaturas sino en su reflejo más claro de la imagen y la gloria de Dios manifestadas en la cruz de Cristo. Es entonces cuando la debilidad humana es más fuerte, más bella y más perfecta. En resumen, no estoy afirmando que Pablo estaba equivocado al decir que el cuerpo "se siembra en debilidad, [y] resucitará en poder" (v. 43b); más bien, digo que debería haber aclarado lo que está en otra parte claramente declarado: que el cuerpo presente, medido según las convenciones mundanas de fuerza y poder, será

---

[8] Martin, *The Corinthian Body*, p. 127.
[9] Martin, *The Corinthian Body*, p. 131

redimido para que el cuerpo escatológico refleje la belleza y la gloria de Cristo mediante el poder del Espíritu.

Si esto hubiera sido articulado más claramente en la discusión del cuerpo resucitado en 1 Corintios 15, entonces las *debilidades* del cuerpo presente no serían necesariamente eliminadas; más bien, podrían transformarse gloriosamente precisamente porque de una vez por todas reconoceríamos las convenciones mundanas de los fuertes como distorsionadas y llegaríamos a apreciar cómo nuestros estereotipos y ceguera nos han impedido ver el mundo desde la perspectiva de Dios. En la próxima sección, presentaré el caso para el quinto punto culminante de este argumento, que se desarrolló a partir del cuerpo resucitado de Cristo.

El Cuerpo (Resucitado) de Jesús: Las Marcas (Escatológicas) del Deterioro

En esta sección sugeriré que el cuerpo de Jesucristo debe ser la norma teológica para nuestra comprensión de la imagen de Dios y que esto tiene implicaciones normativas para una visión más inclusiva del pueblo de Dios no sólo en el presente (eclesialmente) sino también en la vida futura (escatológicamente). Esta propuesta tiene dos partes. Comenzamos con el cuerpo encarnado de Jesús y luego cambiamos a su cuerpo de resurrección.

En el capítulo 2 me referí a la suposición predominante acerca de Cristo como representando la perfección que Dios pretendía para la encarnación de la criatura. Hay al menos cinco referencias a la perfección de Cristo en la carta a los Hebreos (2:10; 5: 9; 7:28; 9:11; 10:14) que están íntimamente ligadas a su poder transformador y perfeccionador, el cual es requerido para salvarnos y santificarnos a nosotros seres humanos impuros, impíos y caídos (6:1; 7:11, 19; 9:9; 10:1, 14; 11:14; 12:2). Por supuesto, los contrastes en todo el mundo son para el sacerdocio levítico y el sistema de sacrificios como incapaces de llevar a cabo la salvación deseada por Dios. Argumenté antes que cuando se leen los pasajes pertinentes en el contexto canónico de referencias que excluyen a los sacerdotes defectuosos de entrar en el santuario sagrado y los animales manchados de ser usados como sacrificios, es natural desde una perspectiva normada concluir que el cuerpo de Cristo era aceptable a Dios y capaz de salvar y santificar porque era indefectible y sin mancha. Sin embargo, creo que una lectura más cercana de dos pasajes del libro de Hebreos disipará tales conclusiones.

Comienzo con Hebreos 2: 14-18:

14Por lo tanto, los hijos comparten carne y sangre, él también compartió las mismas cosas, para que por medio de la muerte pudiera destruir al que tiene el poder de la muerte, es decir, al diablo, y liberar a aquellos que durante toda su vida En la esclavitud por el miedo a la muerte. 16Porque está claro que no vino a ayudar a los ángeles, sino a los descendientes de Abraham. 17Por lo cual tuvo que ser como sus hermanos y hermanas en todos los aspectos, para ser misericordioso y fiel sumo sacerdote en el servicio de Dios, para hacer un sacrificio de expiación por los pecados del pueblo. 18Porque él mismo fue probado por lo que sufrió, es capaz de ayudar a los que están siendo probados. [10]

Tenga en cuenta que el autor de esta carta dice no sólo que Cristo compartió en la carne y la sangre de la humanidad, sino también que tuvo que ser como sus hermanos y hermanas *en todos los aspectos* (2:17, énfasis mío) — exceptuando el pecado, por supuesto (4:15) — para que pudiera simpatizar con la experiencia humana en toda su profundidad. Una lectura normada diría simplemente que Jesús vivió una vida plenamente humana, y que entró en el dolor de la experiencia humana, particularmente cuando se permitió ser perseguido hasta el punto de la muerte en la cruz. Esta es la interpretación más frecuente y obvia de este pasaje, y la mayoría de los comentarios que he consultado hacen esta conexión entre el sufrimiento de Jesús y el ser perseguido y asesinado a manos de otros.

Ciertamente no voy a sugerir que este texto merece pensar en Jesús como experimentando la discapacidad de la manera en que Pablo lo hizo. Sin embargo, no estoy satisfecho con la perspectiva normada sobre este texto, que excluye por completo la posibilidad de discapacidad. Jesús no debe haber calificado para una placa de discapacidad con el fin de entrar en la experiencia de las personas con discapacidad porque, como he estado argumentando a lo largo de este volumen, la discapacidad no es sólo una experiencia

---

[10] En los siguientes párrafos, todas las referencias bíblicas entre paréntesis en el texto serán de la carta a los Hebreos a menos que se indique lo contrario.

individualizada biológica/médica, sino también un fenómeno social de opresión, marginación y exclusión. De acuerdo con esta definición, Jesús entró en la experiencia de la discapacidad plenamente en su sufrimiento, persecución y ejecución a manos de otros. Por lo tanto, es capaz de identificarse con personas que tienen discapacidades como alguien que ha compartido en su ostracismo "en todos los aspectos".

El autor de Hebreos elabora más tarde lo que se podría haber significado con respecto a la entrada de Jesús en las profundidades de la experiencia humana: "Y Cristo, en los días de su carne, ofreciendo ruegos y súplicas con gran clamor y lágrimas al que le podía librar de la muerte, fue oído a causa de su temor reverente. Y aunque era Hijo, por lo que padeció aprendió la obediencia; y habiendo sido perfeccionado, vino a ser autor de eterna salvación para todos los que le obedecen" (5:7-9). Una aproximación apropiada a este pasaje insistiría con razón en que el hecho de que Jesús sea hecho perfecto no denota que hubo pecados inherentes en el que necesitaba ser santificado sino, siguiendo de la palabra teleiōtheis, que "se hizo completo - es decir, completamente equipado y capacitado para desempeñar el papel de sumo sacerdote celestial y ser así una fuente de salvación".[11] No obstante, los acercamientos clásicos a este texto han minimizado implícitamente la humanidad verdadera de Jesús, explicando inevitablemente lejos las profundidades de la lucha implicada subyugando el ser humano a la naturaleza divina de Cristo (según lo articulado en la enseñanza ortodoxa del consejo de Calcedonia). En el peor de los casos, Jesús sólo aprende en su humanidad, y sólo sufre en su pasión. En el mejor de los casos, Cristo nos da un ejemplo a seguir: soportó el sufrimiento y la tentación de animarnos a perseverar en medio de nuestras propias aflicciones.[12]

Pero la perspectiva de la discapacidad enfatizaría en su lugar la verdadera vulnerabilidad e impotencia de Jesús, su proceso muy humano de aprender obediencia, y su formación y preparación para cumplir su vocación. De hecho, en las palabras del autor anónimo de la carta a los hebreos, Jesús es

---

[11] Ben Witherington III, *Letters and Homilies for Jewish Christians: A Socio-Rhetorical Commentary on Hebrews, James, and Jude* (Downers Grove, Ill.: IVP Academic, 2007; Nottingham, U.K.: Apollos, 2007), pág. 202.

[12] Véase Víctor (Sung-Yul) Rhee, *Faith in Hebrews: Analysis within the Context of Christology, Eschatology, and Ethics,* Studies in Biblical Literature 19 (New York: Peter Lang, 2001).

capaz de mostrarse "paciente con los ignorantes y extraviados, puesto que él también está rodeado de debilidad [*astheneian*]" (5:2). El lector recordará que esta es la misma palabra que es tan central en la teología de la debilidad de Pablo. Ahora bien, una interpretación normada diría que este versículo describe a los sumos sacerdotes "normales" en la línea de Aarón que, precisamente por sus propias debilidades, "deben ofrecer sacrificios tanto por sus propios pecados como por los del pueblo" (5:3), y concluiría que la referencia en el versículo 2 no puede pertenecer a Jesús. Sin embargo, también es posible leer esta primera parte de Hebreos 5 como la identificación de la descripción básica del trabajo y las calificaciones para el sumo sacerdocio (vv. 1-4), y la última parte de este capítulo como especificando cómo Jesús no sólo se ajusta la descripción del trabajo pero cumple los criterios para la posición (vv. 5-9).[13]

Esta última lectura de Hebreos 5 es más susceptible a una discapacidad que incluye la comprensión íntima de la vida encarnada de Jesús y del ministerio vocacional. Así también está escrito de Jesús: "Porque no tenemos un sumo sacerdote que no pueda compadecerse de nuestras debilidades, sino uno que fue tentado en todo según nuestra semejanza, pero sin pecado" (4:15). Esta carta sugiere que Jesús es capaz de simpatizar con nuestras debilidades (*astheneiais*) no porque la omnisciencia de su naturaleza divina le haya dado acceso a este conocimiento en abstracto, sino porque él mismo ha sido sometido a ellas (5:2). Por lo tanto, se puede decir que la incapacidad y la debilidad de Jesús han sido parte de lo que significó para él identificarse con la humanidad "en todos los aspectos".[14] Esto sería coherente con la descripción paulina de Jesús como aquel que "se despojó a sí mismo, tomando forma de siervo, hecho semejante a los hombres" (Fil. 2:7a).

Lo anterior nos invita a extender en una dirección de la discapacidad las reflexiones de Karl Barth sobre la Encarnación como el viaje del Hijo de

---

[13] Véase Neil R. Lightfoot, *Jesus Christ Today: A Commentary on the Book of Hebrews* (Grand Rapids: Baker, 1976), pp. 105-11.

[14] Desde esta perspectiva, entonces, al referirse a "haber sido perfeccionados" por Jesús, es probable que el autor tuviera en mente no sólo la pasión de Jesús, sino "su experiencia de aflicción externa y rechazo durante su ministerio. El autor señala el tipo de sufrimiento que es consecuente con la manera en que Jesús vivió como un ser humano." Véase Lucas Timothy Johnson, *Hebrews: A Commentary* (Louisville y Londres: Westminster John Knox Press, 2006), p. 148.

Dios a un país lejano.[15] El Hijo de Dios "no estimó el ser igual a Dios como cosa a que aferrarse" (Fil. 2:6), sino que entró plenamente en la condición humana, haciéndose como nosotros "en todos los aspectos". Esto implicó su experiencia del lado inferior de la historia humana desde el punto de vista de los débiles, los perseguidos, los oprimidos y los marginados. Así, Jesús sufrió no sólo físicamente a manos de sus torturadores sino también existencial, personal y socialmente dentro del sistema mundano de los "fuertes", los "sabios" y los "poderosos". Mi afirmación es que incluso si Jesús no fuera ni perjudicado ni incapacitado, penetró en las profundidades de la experiencia humana de debilidad, exclusión y marginalidad. Así aprendió a simpatizar con las personas que tienen discapacidades, y también llegó a reconocer su propio privilegio como alguien que participó como una persona no discapacitada dentro de un orden social normado.

En la última sección de este capítulo volveremos a este tema del sufrimiento de Jesús en solidaridad con el mundo. En este punto, quiero plantear una pregunta explícita: ¿Qué tiene esto que ver con el cuerpo de resurrección de Jesús? Mi afirmación es que la continuidad entre nuestros cuerpos presentes y futuros preserva las marcas y experiencias que caracterizan nuestra existencia finita.

El cuerpo de Jesús no es diferente. Hay una conexión intrínseca entre el cuerpo encarnacional y el cuerpo de resurrección de Jesús. El Cuarto Evangelio registra las marcas de deterioro como sigue:

> 20 Después de decir esto, les mostró las manos y el costado. Entonces los discípulos se regocijaron cuando vieron al Señor... 25Entonces los otros discípulos le dijeron [a Tomás]: "Hemos visto al Señor." Pero él les dijo: "A menos que vea la marca de los clavos en sus manos, Poniendo mi dedo en la marca de los clavos y mi mano en su costado, no creeré ".26 Una semana después sus discípulos estaban de nuevo en la casa, y Tomás estaba con ellos. Aunque las puertas estaban cerradas, Jesús se acercó y se puso en medio de ellos y dijo: "La paz sea con vosotros." 27Entonces dijo a Tomás: "Pon tu dedo aquí y ve mis manos. Extiende tu mano y ponla en mi lado. No dudéis sino creed". (Juan 20:20, 25-27)

---

[15] Karl Barth, *Church Dogmatics*, IV/1, trans. G. W. Bromiley (London and New York: T & T Clark, 1956), §59.1.

Se ha señalado con razón que en ninguna parte de los relatos evangélicos se dice claramente que Jesús fue clavado en la cruz y algunos incluso han insinuado que esta suposición surgió menos por hechos históricos y más por un deseo de conectar la muerte de Jesús con el grito del salmista "me han traspasado las manos y los pies" (Salmo 22:16b).[16] Sin embargo, Lucas confirma lo que Juan describe: "Mirad mis manos y mis pies, que yo mismo soy; palpad, y ved; porque un espíritu no tiene carne ni huesos, como veis que yo tengo" (Lucas 24:39). Las continuidades de las marcas en las manos y pies de Jesús se mencionan para confirmar su identidad, no sólo para los discípulos que están dentro de los relatos de los evangelistas, sino también para los lectores de los relatos evangélicos. Juan es el único que menciona que Jesús reveló las marcas en su lado, ya que sólo él conserva el incidente sobre la perforación del soldado del lado de Jesús con una lanza (Juan 19:34).

Las lecturas normadas han observado perennemente el valor apologético de estos relatos, y con razón, dada la función probatoria que desempeñan al confirmar la identidad postresurrección de Jesús a sus seguidores confundidos y sitiados. Sin embargo, ha habido muy poca reflexión sobre lo que esto significa teológicamente para nuestra comprensión del cuerpo de la resurrección. La interpretación de normada ha visto inevitablemente estas marcas como incidentales al cuerpo resucitado de Jesús, significativo solamente para nuestro reconocimiento de él pero no para nuestra comprensión de la naturaleza de la vida escatológica. La perspectiva de la discapacidad se centra, en cambio, en las continuidades entre los cuerpos histórico y escatológico, de Jesús y de aquellos con los que ha identificado "en todos los aspectos".[17] De esta manera, el cuerpo pospascual de Jesús juega ahora un papel constitutivo iluminando la cuestión corintia, así como la vida del último Adán contrasta y responde a la vida del primer Adán en esa discusión. Por lo tanto, por un lado, las marcas de deterioro apuntan al elemento trágico que permanece, que no ha sido eliminado por completo, incluso en los relatos de la Resurrección; por otro lado, las marcas son

---

[16] Véase la discusión en Craig S. Keener, *The Gospel of John: A Commentary,* 2 vols. (Peabody, Mass.: Hendrickson, 2003), vol. 2, pág. 1210.

[17] Uno de los primeros en hacer la conexión con el cuerpo de resurrección de Jesús desde una perspectiva de la discapacidad fue Nancy L. Eiesland, *The Disabled God: Toward a Liberatory Theology of Disability* (Nashville: Abingdon Press, 1994), esp. Ch. 5.

también "de alguna manera transvalorizadas" para que reflejen la gloria del cuerpo espiritual y celestial — del último Adán y, por lo tanto, podemos esperarlo para nosotros mismos.[18]

Por lo tanto, lo que es redimido es el cuerpo corporal perecedero, deshonroso, débil, pero el nuevo cuerpo imperecedero, glorioso, poderoso y espiritual no está necesariamente definido por la eliminación de las marcas de nuestra existencia presente. En cambio, una epistemología de la cruz y una teología de la debilidad exultan en la redención del cuerpo estropeado, defectuoso y deteriorado, ya que es precisamente en la salvación, más que en el borrar o la eliminación, de tales cuerpos que la sabiduría, el poder, y la gloria de Dios son claramente revelados.

¡No más lágrimas! La Discapacidad, la Hospitalidad y el Reino de Dios

Hasta ahora en este capítulo he argumentado no sólo que Jesús entró en solidaridad con los débiles en su vida y ministerio, sino también que los signos de los sufrimientos llevados por su cuerpo encarnado fueron preservados en su cuerpo de resurrección. Esto indica que los impedimentos que marcaron el cuerpo presente de Jesús no fueron eliminados en lo que Pablo llama el cuerpo espiritual, poderoso y glorioso del mundo venidero. Pero algunos podrían objetar, señalando que las marcas de los sufrimientos terrenales de Jesús fueron necesariamente preservadas en su cuerpo resucitado porque eran necesarias para identificarlo a discípulos dudosos como Tomás. En esta sección, me invito a considerar la posibilidad de que las marcas de deterioro sigan no sólo a Jesús, sino a todos aquellos que resucitan en su sucesión. En otras palabras, como los primeros frutos (1 Corintios 15:20, 23) de la resurrección, el cuerpo marcado de Jesús se convierte en paradigmático para nuestra comprensión de la vida escatológica. ¿Qué evidencia bíblica tenemos para esta afirmación, que la perspectiva normada encontraría increíble?

---

[18] Frances Young, "The Marks of the Nails", en *Resurrection: Essays in Honour of Leslie Houlden*, ed. Stephen Barton y Graham Stanton (London: SPCK, 1994), páginas 139-53, esp. 148.

Comienzo con la parábola de Jesús del banquete escatológico en Lucas 14. El escenario es una cena sabática en el hogar de un prominente fariseo (v.1). Jesús sana a un hombre que sufre de hidropesía, se pregunta acerca de hacerlo en el sábado, y defiende su acción. Luego observa cómo los invitados se han sentado de acuerdo con su propia autoestimación e instan a la humildad: sentarse en los lugares más bajos para que si se les invita a subir, serán honrados en presencia de todos. Entonces, en un discurso bastante atrevido al anfitrión, Jesús dice: "Pero cuando den un banquete, inviten a los pobres, a los lisiados, a los cojos y a los ciegos. Y seréis bendecidos, porque no os pueden devolver, porque seréis recompensados en la resurrección de los justos "(versículos 13-14).

En respuesta a este comentario, uno de los invitados a la cena dice: "¡Bienaventurado el que come pan en el reino de Dios!" Entonces Jesús le dijo: "Alguien dio una gran cena e invitó a muchos" (versículo 15-16). Pero los invitados — uno que acababa de comprar un pedazo de tierra, otro que acababa de adquirir cinco yuntas de bueyes y el tercero que acababa de casarse — rechazaron la invitación. El desenlace de esta historia viene con las instrucciones del anfitrión a su sirviente: "Sal de prisa por las plazas y los callejones del pueblo, y trae acá a los pobres, a los inválidos, a los cojos y a los ciegos... Ve por los caminos y las veredas, y oblígalos a entrar para que se llene mi casa" (vv.21 y 23, "veredas" es el lenguaje de la NVI).

Las interpretaciones tradicionales de esta parábola han enfatizado el cómo funciona como una advertencia sobre ser excluidos de las festividades del próximo Día del Señor.[19] A un nivel, los oyentes originales (el fariseo y sus colegas) habrían sido advertidos de que su estado religioso era insuficiente por sí solo para garantizar la inclusión en el banquete escatológico. Leído dentro del contexto de Lucas más amplio, la referencia a los huéspedes de reemplazo de fuera de la ciudad sugiere que el rechazo judío de las propuestas de YHWH resultaría en la invitación a los gentiles (ver Lucas 13:22-30). Sin embargo, los intérpretes se han fijado en el tema central de esta parábola como advertencia

---

[19] Luke Timothy Johnson, *The Gospel of Luke*, Sacra Pagina 3 (Collegeville, Minn.: LiturgicalPress/Michael Glazier, 1991), pág. 232; Cf. W. Gregory Carey, "Excuses, Excuses: The Parable of the Banquet (Luke 14:15-24) within the Larger Context of Luke", *Irish Biblical Studies* 17 (1995): 177-87.

a los ricos y a los acomodados de que, a menos que se arrepientan —esto es, desarrollen una comprensión más humilde, tal como se expresa en los asientos inferiores—, están en peligro de ser tan absorbidos por sus asuntos mundanos y por su estatus que omiten lo que verdaderamente vale la pena. Esta lectura resuena con el énfasis distintivo de Lucas en que la salvación de Dios es recibida por los pobres, mientras que los ricos se humillan. Ninguna de estas interpretaciones es exclusiva de las otras, pero, tomadas en conjunto, ofrecen una cautela contundente: "Si uno no llega a la fiesta que *ahora* ya había sido preparada en la oferta de Jesús, uno no será elegible para comer el pan del próximo festín mesiánico".[20]

Una perspectiva de la discapacidad, como era de esperar, se centra en la presencia de los pobres, los ciegos y los cojos, que se mencionan específicamente en la parábola. Esto no quiere decir que los intérpretes anteriores hayan ignorado estas referencias. Inevitablemente, sin embargo, la particularidad de estas referencias está subordinada a otros temas "de principios", como cuando estas categorías de personas con discapacidad son entendidas en términos de su opresión social y exclusión (por ejemplo, los campesinos del v. 23 son marginados de la ciudad).[21] Sin duda hay motivos para tal lectura: se ha argumentado bastante convincentemente que los ciegos, los cojos y los sordos (por ejemplo, Lucas 7:22) funcionan junto con los pobres (por ejemplo, Lucas 4:18-19) en el Tercer Evangelio no literalmente como agentes en la narración (como tipos de personajes ellos son en su mayoría planos y subdesarrollados), sino más bien retóricamente "para hacer el punto cristológico de que Jesús es el único agente escatológico de salvación de Dios".[22] Es responsable de resistir un rechazo demasiado rápido de estas referencias bajo una clasificación tan vaga. Esto no es insistir en que una

---

[20] William M. Swartley, "Unexpected Banquet People (Luke 14:16-24)", en *Jesus and His Parables: Interpreting the Parables of Jesus Today*, ed. V. George Shillington (Edinburgh: T & T Clark, 1997), páginas 177-90; La cita, incluyendo la cursiva, es de p. 187.

[21] Por ejemplo, Willi Braun, *Feasting and Social Rhetoric in Luke 14,* Society for New Testament Studies Monograph Series 85 (Cambridge: Cambridge University Press, 1995), páginas 88-97.

[22] S. John Roth, *The Blind, the Lame, and the Poor: Character Types in Luke-Acts,* Journal for the Study of the New Testament Supplement Series 144 (Sheffield, U.K.: Sheffield Academic Press, 1997), p. 26.

lectura de discapacidad es la única o la correcta; es decir que puede haber más en este texto que la amplia gama de interpretaciones normadas han indicado.

¿Y qué podría sacar una hermenéutica de la discapacidad de esta parábola que hasta ahora se haya pasado por alto? Recordemos que nuestro objetivo aquí es pasar de las marcas de deterioro en el cuerpo resucitado de Jesús (como se discutió en la sección anterior) hacia una visión de la salvación escatológica que implica la redención más que la eliminación de las discapacidades. A la luz de este objetivo, quiero resaltar el establecimiento de esta parábola dentro de la tradición profética de la gran fiesta final del Día del Señor (cf. Isa. 25:6-9 y 56:7-8; cp. 65:13-16).[23] Ahora bien, desde un punto de vista, el marco escatológico de esta parábola es teológicamente problemático porque sugiere que la invitación inicial de Dios se limitó a los ricos y no incluyó a los pobres.[24] Sin embargo, especialmente desde el punto de vista pedagógico, se puede ver el punto de la parábola en la cabeza de las expectativas convencionales de los líderes religiosos, los poderosos y los ricos — incluso, también la élite de la congregación a la que Pablo escribió en Corinto. En este marco, la perspectiva de la discapacidad insistiría en que la elaboración de Jesús de lo que revela en este banquete escatológico final también nos informa sobre la naturaleza de la vida escatológica en al menos dos niveles.

En primer lugar, el texto sitúa claramente a las personas con impedimentos en el banquete final *tal como son*, no con sus impedimentos borrados o invisibles. Esto claramente habría sido contraintuitivo a las imágenes predominantes de la vida después de la muerte durante el primer siglo.[25] Pero, en consonancia con la presencia de las cicatrices en el cuerpo resucitado de Jesús, aquí las marcas del impedimento no se curan ni desaparecen. La parábola alcanza su altura cuando los oyentes no discapacitados se sorprenden al darse cuenta de que las relaciones íntimas

---

[23] Para más información sobre las dimensiones escatológicas de esta parábola, véase Klyne Snodgrass, "Common Life with Jesus: The Parable of the Banquet in Luke 14:16-24", en *Common Life in the Early Church: Essays Honoring Graydon F. Snyder*, ed. Julian Victor Hills y Richard B. Gardner (Harrisburg, Pa.: Trinity Press International, 1998), págs. 186-201, esp. 190-92.

[24] Joel B.Green, *The Gospel of Luke* (Grand Rapids: Wm. B. Eerdmans, 1997), p. 556.

[25] La comunidad de qumránica, por ejemplo, excluyó claramente a gente manchada y defectuosa del banquete escatológico; Ver el Apéndice.

alrededor de la mesa escatológica se comparten con los ciegos, los cojos y los impedidos — como los ricos se habrían sentido horrorizados al comer en el banquete con los pobres, o la élite sociopolítica se habría quedado atónita al saber que las masas de clase baja eran los huéspedes principales disfrutando de las comodidades del amo.

En segundo lugar, la tendencia contracultural de Lucas de voltear el mundo (véase Hechos 17:6) también es susceptible de una lectura de discapacidad de esta parábola. A través de Lucas, los ricos se humillan y los pobres son exaltados; los llenos salen vacíos y los hambrientos se llenan; las personas religiosas son expuestas como hipócritas, y las masas son identificadas como verdaderamente espirituales. De acuerdo con estos énfasis, esta parábola impulsa poderosamente las expectativas normales de los no discapacitados identificando a los discapacitados como aquellos que recibirán primero la herencia producida por el reinado de Dios. Así, John York ofrece este resumen: "El uso de Lucas de la inversión bipolar indicó la llegada del Reino en el presente.... El Reino ya estaba aquí. Las revocaciones ya habían tenido lugar a través del ungido de Dios, Jesús. Los muertos fueron levantados, los marginados sociales y los discapacitados físicos tuvieron su salud y honor restaurados".[26] Pero debo hacer una ligera enmienda a las conclusiones de York. La parábola no dice que los "discapacitados físicos tenían su salud.... restaurada". Ciertamente, en esta parábola se honra a los discapacitados, tal como San Pablo había llamado a honrar a los miembros más débiles de la congregación (que discutimos extensamente en el capítulo 4). Pero tenga en cuenta que el honor de las personas con discapacidades aquí no sigue nuestro agradecimiento a Dios que ya no son discapacitados, eso sería suficientemente fácil para nosotros. En cambio, los discapacitados son honrados como personas con discapacidades en el banquete escatológico, lo cual es mucho más desafiante a nuestras suposiciones normadas.

Pero eso también es consistente con la teología de la debilidad de San Pablo: el pronunciamiento de la redención de Dios es una buena noticia, particularmente porque rompe los estándares de belleza, fuerza y sabiduría del mundo, elevando lo que se manifiesta en la cruz y encarnado en las vidas de

---

[26] John O. York, *The Last Shall Be First: The Rhetoric of Reversal in Luke,* Journal for the Study of the New Testament Supplement Series 46 (Sheffield: JSOT Press, 1991), p. 183.

personas con discapacidades. Lo que esta parábola confirma es que un salvador marcado por sus sufrimientos terrenales no sólo es capaz de salvar a los que están marcados de manera similar, sino que en realidad los redime a pesar de sus discapacidades —o, mejor, en y con sus impedimentos.

Esta parábola de Lucas es también consistente con otros pronunciamientos de los profetas hebreos —a menudo ignorados— de que los ciegos, los cojos y los que de otro modo estarían impedidos serían incluidos en el próximo Día de YHWH *tal como son*. Observe, por ejemplo, estos detalles en la visión de Jeremías de la restauración final de Israel: "He aquí yo los hago volver de la tierra del norte, y los reuniré de los fines de la tierra, y entre ellos ciegos y cojos, la mujer que está encinta y la que dio a luz juntamente; en gran compañía volverán acá. Irán con lloro, mas con misericordia los haré volver, y los haré andar junto a arroyos de aguas, por camino derecho en el cual no tropezarán; porque soy a Israel por padre, y Efraín es mi primogénito" (Jeremías 31:8-9). Del mismo modo, el profeta Miqueas prevé el último reencuentro en estos términos: "En aquel día, dice Jehová, juntaré la que cojea, y recogeré la descarriada, y a la que afligí; y pondré a la coja como remanente, y a la descarriada como nación robusta; y Jehová reinará sobre ellos en el monte de Sion desde ahora y para siempre." (Miqueas 4:6-7). Esto también se dice con respecto a las fortunas de Jerusalén: "y salvaré a la que cojea, y recogeré la descarriada; y os pondré por alabanza y por renombre en toda la tierra. En aquel tiempo yo os traeré, en aquel tiempo os reuniré yo; pues os pondré para renombre y para alabanza entre todos los pueblos de la tierra, cuando levante vuestro cautiverio delante de vuestros ojos, dice Jehová" (Sofonías 3:19b-20). Obsérvese que estas imágenes escatológicas declaran el florecimiento de todas las personas no porque los ciegos vean o los cojos sean físicamente curados, sino porque YHWH ha eliminado las barreras que segregan a las personas temporalmente incapacitadas de las personas con discapacidades y ha eliminado el estigma social a las discapacidades.[27]

---

[27] En el párrafo anterior estoy en deuda con Sarah Melcher, "'I Will Lead the Blind by the Road They Do Not Know': Disability in Prophetic Eschatology", documento presentado a la Biblical Scholarship and Disabilities Program Unit, Society of Biblical Literature, 20-24 de noviembre de 2004. Ver http://www.sbl-site.org/assets/pdfs/Melcher_Prophetic_Disability.pdf; última consulta el 27 de julio de 2008.

Mi argumento es que no habrá más lágrimas en el eschaton no porque nuestros impedimentos serán eliminados, sino porque serán redimidos.[28] Por esto no insisto en que las personas con discapacidad existan literalmente como tales escatológicamente. Como Pablo indicó, el cuerpo resucitado será espiritual, así que en la vida por venir habrá tanta discontinuidad como continuidad con nuestra existencia presente. Mi punto es desafiar la ausencia de imágenes de discapacidad por completo en la imaginación escatológica cristiana. Las cicatrices en las manos y el costado del cuerpo resucitado de Jesús, la presencia de personas con impedimentos en la Parábola del Gran Banquete y en estos textos proféticos, sugieren que nuestra salvación final implica no necesariamente la eliminación de las huellas que constituyen nuestras identidades corpóreas sino su transvaloración y transfiguración. Por lo tanto, la salvación final de Dios honra a las personas con discapacidades de manera distintiva, redimiendo sus debilidades para que el poder, la sabiduría y la gloria divina sean por lo tanto más claramente y finalmente engrandecidos.

El misterio, por supuesto, se refiere a cómo las marcas de nuestros impedimentos pueden estar presentes, pero tal vez no "sentidos", al menos no de la misma manera que lo son ahora. Desde el punto de vista individualizado encarnado, este es el misterio de la continuidad y discontinuidad de la vida de resurrección con el presente que Pablo trató de desentrañar en su discusión en 1 Corintios 15, y este misterio persiste no sólo para las personas con discapacidades, sino también para las personas sin discapacidades. Sin embargo, desde un enfoque social hacia la discapacidad, las marcas de los impedimentos no se "sienten" precisamente porque la vergüenza social y la desaprobación asociada a la discapacidad han sido expuestas y exorcizadas de la comunidad redimida de fe en la vida futura. Cuando comprendemos esto, nos damos cuenta de que lo que hemos ganado hasta ahora en el curso de nuestras exploraciones es una visión escatológica inclusiva que puede potenciar la creación de un mundo presente más hospitalario para todas las personas. Si las marcas del deterioro duran escatológicamente, entonces no necesitan ser estigmatizadas en esta vida. Más bien, como indicó Pablo, pueden ser señales

---

[28] Lo que sigue es un breve resumen de lo que expuse extensamente en el capítulo 9 de mi libro *Theology and Down Syndrome*.

que anuncian el futuro reinado de Dios, donde la jerarquía de valores del mundo será desplazada de una vez por todas.

La Escatología y la Habilitación del Juicio: Mediaciones de Discapacidad

Hay un movimiento más necesario para llevar el argumento de este capítulo a un círculo completo, y es demostrar que las imágenes de discapacidad tienen el poder de servir como una norma teológica para el juicio final y, como resultado, para informar, transformar y renovar el mundo actual. Para esto, me vuelvo al relato de Jesús del juicio a las naciones que implican las ovejas y las cabras (Mateo 25:31-46):

> 31Cuando el Hijo del Hombre venga en su gloria y todos los ángeles con él, se sentará en el trono de su gloria. 32 Todas las naciones se reunirán delante de él, y separará a las gentes unas de otras, como un pastor separa las ovejas de las cabras, 33 y pondrá las ovejas a su diestra y las cabras a la izquierda. 34Entonces el rey dirá a los de su mano derecha: "Venid, benditos de mi Padre, heredad el reino preparado para vosotros desde la fundación del mundo; 35Porque tuve hambre y me diste de comer, tuve sed y me diste de beber, yo era un extraño y me recibiste, 36Estaba desnudo y me dabas ropa, estaba enfermo y tuviste cuidado de mí, Estaba en la cárcel y tú me viste. "37Entonces los justos le responderán:" Señor, ¿cuándo te vimos hambriento, te dimos de comer, o tuviste sed y te dimos de beber? 38 ¿Y cuándo te vimos extranjero y te recibió, o te desnudaste, y te diste vestidos? 39 ¿Y cuándo te vimos enfermo o en la cárcel y te visitamos? 40Y el rey les contestó: "De cierto os digo, como lo hicisteis a uno de los más pequeños de entre los miembros de mi familia, Me lo hizo. "41Entonces dirá a los que están a su izquierda:" Vosotros que sois malditos, apartaos de mí al fuego eterno preparado para el diablo y sus ángeles; 42Porque tuve hambre y no me diste de comer; tuve sed, y no desnudo, y no me diste vestidos, enfermo y en prisión, y no lo hiciste. "44Entonces ellos también responderán:" Señor, ¿cuándo te vimos hambriento o sediento, o extraño, o desnudo, o enfermo, o en la cárcel, y no te cuidó? "45Entonces él les responderá: En verdad os digo que, como no lo habéis hecho a uno de los más pequeños, no me lo hicisteis. 46 Y estos irán al castigo eterno, mas los justos a la vida eterna.

Históricamente, los intérpretes de este pasaje han debatido extensamente acerca de las identidades de "todas las naciones" (v. 32) y "los más pequeños de entre los miembros de mi familia" (v. 40). En cuanto a las primeras, ¿son las "naciones" (*panta ta ethnē*) las que incluyen tanto a los judíos como a los gentiles, a los gentiles solos, a los no cristianos solamente (incluidos los judíos no cristianos), a los cristianos solamente o a todas las personas excepto a los necesitados? Con respecto a esta última pregunta, ¿son "los más pequeños" los cristianos en general, los discípulos de Cristo en particular, los ministros cristianos, los evangelistas, los misioneros en general, los cristianos necesitados o todas las personas necesitadas? Como no tenemos ni el tiempo ni el espacio para desentrañar todas las cuestiones involucradas, permítanme decir brevemente por qué me alineo con aquellos que defienden una interpretación universalista de ambos referentes.[29] En cuanto a "las naciones", el horizonte universal del Evangelio de Mateo — culminando con la Gran Comisión — invita a esta lectura inclusiva.

Los "más pequeños", es más difícil. Algunos argumentan que estos son los seguidores inmediatos de Cristo a la luz del contexto más amplio de Mateo (por ejemplo, 10:40-42; 12:48-50; 18:3-6, 10-14), para que el mundo se juzgue basado en su recepción de los enviados de Cristo (y, por extensión, a todos los apóstoles, evangelistas y misioneros).[30] Esto es plausible a la luz de la persecución que los discípulos originales sufrieron en las manos judías (por no hablar de las manos grecorromanas). Sin embargo, hay muchas otras razones para leer esta referencia de manera más amplia e inclusiva: el término utilizado para "pequeños" en este pasaje difiere de los términos usados en otros textos de Mateo (*elachistos* aquí y *mikros* en otros lugares); su rango semántico incluye el elemento "desafortunado" y necesitado en vez de ser delimitado eclesiásticamente; y la verdadera sorpresa expresada tanto por las ovejas como

---

[29] Klyne Snodgrass, en *Stories with Intent: A Comprehensive Guide to the Parables of Jesus* (Grand Rapids y Cambridge, U.K.: Wm. B. Eerdmans, 2008), pp. 554-57, explora la literatura mientras defiende la interpretación universalista. Véase también Guido Tisera, *Universalism according to the Gospel of Matthew,* European University Studies Series XXIII, Theology 482 (Frankfurt: Peter Lang, 1993), esp. ch. 10.

[30] "Matthew XXV: 31-46: 'The Sheep and the Goats' Reinterpreted" *Novum Testamentum 11,* nos. 1-2 (1969): 32-44, de Lamar Cope, ha sido citado repetidamente en defensa de esta lectura más restringida de "el más pequeño de estos".

por las cabras que habían recibido (o no) al "más pequeño de estos" es inexplicable si de hecho se refería a los discípulos u otros misioneros.[31]

Además, Kathleen Weber ha sugerido que parte de la razón del conflicto de interpretaciones relacionadas con este pasaje puede involucrar los diversos niveles en los que opera la enseñanza.[32] A nivel de la "historia" y sus personajes, "todas las naciones" y "el más pequeño de estos" son universales, pero al nivel del "discurso" de Mateo, es prudente recordar que el texto está siendo recibido por el público original o lectores cristianos o por lo menos evangelizados, suponiendo un marco más circunscrito de referencia. Y la aclaración de Weber invita a otro nivel de distinción: la que implica la recepción posterior del texto — en nuestro caso, por los lectores contemporáneos. En este nivel, nos damos cuenta de que fue sólo en el siglo XX que la lectura más universalista comenzó a prevalecer,[33] y esto es comprensible dado el surgimiento de un horizonte más global durante este tiempo.

Desde este punto de vista contemporáneo, se materializan diversas opciones interpretativas que pueden haber sido pasadas por alto antes. Francis Watson ha argumentado que la lectura universalista de este pasaje, que enfatiza la solidaridad sacramental de Jesús con los pobres y que ha sido predominante en la reciente interpretación católica romana, incluyendo entre los teólogos de la liberación, merece una consideración adicional incluso desde una perspectiva exegética.[34] El elemento de sorpresa en el texto apoya la

---

[31] Arland J. Hultgren, *The Parables of Jesus: A Commentary* (Grand Rapids and Cambridge, U.K.: Wm B. Eerdmans, 2000), pp. 320-25. Alistair I. Wilson (*WhenWill These Things Happen? A Study of Jesus as Judge inMatthew 21–25* [Carlisle, U.K. and Waynesboro, Ga.: Paternoster, 2004], pp. 245-46) piensa que la sorpresa consistió en asociar a los necesitados con el Hijo del Hombre, en lugar de darse cuenta de que la norma del juicio consistió en el ministerio de la justicia. Aunque concedo que el texto pueda ser leído de esta manera, no creo que el factor sorpresa deba estar así circunscrito. Más convincente es Dan O. Via, "Ethical Responsibility and Human Wholeness in Matthew 25:31-46," *Harvard Theological Review* 80, no.1 (1987): 79-100, esp. pp. 92-99. La vigorosa explicación de Via sobre el papel que el elemento de sorpresa desempeña en este texto sugiere fuertemente una comprensión más inclusiva, incluso universalista, de "los más pequeños de estos".

[32] Kathleen Weber, "The Image of Sheep and Goats in Matthew 25:31-46," *Catholic Biblical Quarterly* 59 (1997): 657-78, esp. pp 676-78.

[33] Véase Sherman W. Gray, *The Least ofMy Brothers: Matthew 25:31-46—AHistory of Interpretation*, SBL Dissertation Series 114 (Atlanta: Scholars Press, 1989), p. 348.

[34] FrancisWatson, "Liberating the Reader: A Theological-Exegetical Study of the Parable

afirmación de que el amor al prójimo no puede ser un instrumento para otra cosa, como si al amar a otros tuviéramos intención de demostrar realmente nuestro amor a Dios. Además, permaneciendo únicamente al nivel de la perícopa, Watson está de acuerdo con las interpretaciones de la liberación de que "nadie, leyendo a Mateo 25:31-46 de manera aislada, supondría que su tema es el tratamiento de los evangelistas cristianos".[35] Esta comprensión de la solidaridad de Cristo con los oprimidos se elogia también cuando vemos que esta solidaridad en el sufrimiento es palpable y concretamente promulgada en la narrativa de la pasión que sigue inmediatamente en Mateo 26. Volviendo al nivel de los principios hermenéuticos, los teólogos de la liberación también han enfatizado que el amor al prójimo debe abarcar más que la caridad — los pobres necesitan menos caridad y más justicia. Más al punto, las lecturas tradicionales "exegéticas" que asocian "el más pequeño de estos" con el "evangelista/misionero cristiano" ya asumen una fe cristiana privatizada, que está predispuesta intuitivamente hacia una interpretación más eclesiasticamente restringida de este pasaje. Pero si se descartan tales suposiciones, resulta tanto más plausible entender "el más pequeño de estos" como los universalmente necesitados, los que son "vilipendiados como débiles, deshonrados, basura y las heces de la sociedad".[36]

Quiero aprovechar esta lectura liberacionista de esta perícopa desde una perspectiva de discapacidad. Muy pocos comentaristas pasan mucho tiempo exponiendo a los enfermos (*asthenēs*) que son parte de los necesitados a los que se refieren en esta enseñanza de Jesús. Esta es la misma palabra usada para la "debilidad" en nuestra discusión de Pablo, y es usada en otra parte por el Primer Evangelista para referirse a los enfermos (4:23-24; 8:16; 9:12, 35; 10:1, 8, 14:14, 35). Cuando se comprende a la luz tanto de la teología paulina de la debilidad como de la teología del sufrimiento cristológico enseñada en la carta a los hebreos, la solidaridad sacramental de Jesús con "el más pequeño de estos" resalta el misterio encarnado de la presencia encarnada de Cristo en la vida de los necesitados en general, y en los cuerpos de aquellos que están

---

of the Sheep and the Goats (Matt. 25:31-46)" en *The Open Text: New Directions for Biblical Studies?* Ed. Francis Watson (London: SCM, 1993), pp. 57-84.

[35] Watson, "Liberando al lector", p.65.

[36] David E. Garland, Leyendo Mateo: Un Comentario Literario y Teológico sobre el Primer Evangelio (New York: Crossroad, 1993), p. 244.

enfermos, estropeados, defectuosos y deteriorados en particular. Ahora me doy cuenta de que en muchos casos hay claras distinciones entre enfermedad y discapacidad, pero ya he sugerido que tales demarcaciones no siempre son ciertas. En cualquier caso, el alcance semántico de la palabra *asthenēs* en el Nuevo Testamento es suficientemente amplio como para reflejar teológicamente desde el punto de vista de la discapacidad.

Visto de esta manera, las personas con discapacidad se convierten en sacramentos —conductos para la presencia y la actividad de Cristo— para un mundo confiado, enfrentando a los poderosos, los ricos y los sabios con la debilidad que Dios ha elegido abrazar y con la cual identificarse. Al hacer este movimiento, sin embargo, tengo que ser claro: no quiero romantizar ni siquiera divinizar la discapacidad, ya hemos estado ahí y lo hemos hecho históricamente. Pero habiendo registrado mi preocupación por resistir el paternalismo en este aspecto, estoy tratando de desafiar la presuposición normada de que las personas con discapacidad son casos de caridad que carecen de la presencia de Dios hasta que personas sanas les traen tal cosa. Mi meta, por lo tanto, es derribar tal capacidad precisamente para que la presencia y la actividad de Dios puedan ser reconocidas y recibidas a través de todas las personas. Pero hay otro nivel en estas consideraciones.

En este segundo nivel, esta parábola está ampliamente de acuerdo con como establecida dentro de, un marco apocalíptico que se remonta a la pregunta de los discípulos: "Dinos, ¿cuándo serán estas cosas, y qué señal habrá de tu venida, y del fin del siglo?" (Mateo 24:3), y cuya conclusión refleja necesariamente lo que ocurrirá en el juicio final inminente. En esta perspectiva escatológica, lo que "el más pequeño de estos" recibe es su vindicación final de Dios. Como dice John Donahue: "Los sufrimientos y las injusticias que marean este mundo serán soportables porque el orden de la justicia será restaurado. El pecado y el mal serán desenmascarados y la bondad recompensada. En pocas palabras, el mundo volverá a ser "correcto".... Para Mateo, el mundo se arreglará cuando se manifiesten los actos de misericordia y caridad hacia los más necesitados".[37] Desde la perspectiva de la discapacidad, entonces, la opresión que "el más pequeño" ha experimentado simplemente

---

[37] John R. Donahue, "The 'Parable' of the Sheep and the Goats: A Challenge to Christian Ethics", *Theological Studies* 47 (1986): 3-31, esp. pag. 24.

como resultado de estar enfermo o impedido finalmente será rectificada. El mensaje de la redención final de Job encuentra su verdadera satisfacción, no sólo en términos de recibir al final de su vida el doble de lo que perdió, sino en términos de su exoneración y absolución ante sus "amigos" críticos. En resumen, el estigma, la vergüenza y el deshonor son finalmente eliminados cuando la solidaridad de Cristo con los impedidos se manifiesta de una vez por todas.

Pero hay un nivel más de explicación de este pasaje desde el punto de vista de la discapacidad —el nivel final. En este nivel, los necesitados en general y los enfermos y las personas con discapacidad en particular se convierten en paradigmáticos de la norma del juicio salvífico de Dios, y de la presencia y actividad sacramental divina. Históricamente y dogmáticamente, los sacramentos han sido entendidos como medios materiales a través de los cuales se recibe la gracia salvadora de Dios. En esta perícopa, las naciones (todas las personas) son juzgadas de acuerdo a como los necesitados del mundo son tratados. Por lo tanto, "el más pequeño de estos" no son sólo objetos de caridad o incluso símbolos de las injusticias del mundo; más bien, son los canales a través de los cuales un mundo perdido se encuentra con lo divino, y los medios por los cuales la redención es recibida por aquellos definidos como ovejas. En otras palabras, "el más pequeño de estos" son los medios estándar y sacramentales de la gracia salvadora de Dios, aparte de los cuales no hay oportunidad de encontrar y experimentar la redención de Cristo.

Ahora, aquí tengo que correr el riesgo y adoptar un dualismo retórico para hacer mi punto: no es que ellos (los discapacitados) son aquellos que necesitan nuestra ayuda (los no discapacitados) para ser salvados; en cambio, ¡somos nosotros (los no discapacitados) los que necesitamos (a los discapacitados) para ser salvados! Visto de esta manera, los pobres, los necesitados, los oprimidos —y las personas con discapacidades, por extensión— se vuelven centrales en la historia de la salvación de la historia del Evangelio. Por lo tanto, merecen ser honrados como centrales para el pueblo de Dios, precisamente porque son los "débiles" que manifiestan el poder y la sabiduría de la cruz del Espíritu ungido.

Hago este conjunto de reclamos con tres advertencias importantes. En primer lugar, esto no impone en modo alguno la carga a los "más pequeños" para salvar al mundo, ni pretende abordar a los "más pequeños de estos" de una manera utilitaria; el texto de Mateo es claro que es Dios quien salva, y esto suele suceder a pesar de la ignorancia de los canales de salvación de Dios. Segundo, el contraste entre los "más pequeños de estos" y las ovejas y las cabras es inherente en la parábola; espero que nuestra cuidadosa consideración de esta dualidad resulte en una teología de la discapacidad edificante para todos, especialmente para "los más pequeños". Finalmente, cuando se inserta en el contexto más amplio del argumento de este libro en su conjunto, afirmaciones sobre una iglesia más inclusiva y el pueblo de Dios en el capítulo anterior, confío en que el mensaje que surge no se refiere a la alteridad de "el más pequeño de estos", sino a la redención de ellos desde los márgenes del mundo normado y nuestro abrazo de los valores divinos por los cuales el mundo será juzgado y renovado. El resultado, si escuchamos estas advertencias, debe ser la promulgación de la hospitalidad, la reciprocidad y la inclusión del reino de Dios, con la iglesia como —esperamos— anticipando el reino venidero.

Ahora debe quedar claro cómo las enseñanzas de Jesús con respecto a las ovejas y las cabras tienen implicaciones importantes para entender la relación entre las personas con y sin discapacidades. Las personas con discapacidad necesitan ayuda, por supuesto, pero también la necesitan todas las personas. La opción preferencial de Dios para los pobres y los oprimidos, el mantra de la teología de la liberación, se centra más en este caso en términos de la solidaridad preferencial de Dios con los débiles, los enfermos y los impedidos. En última instancia, el mundo se juzga sobre la base de su respuesta al "más pequeño de estos". Tal doctrina escatológica nos insta a prestar mucha atención a lo que estamos haciendo actualmente, si es que hacemos algo en absoluto, para corregir las injusticias que pesan sobre la vida de los necesitados en general y los débiles en particular.

Resumen

En este capítulo nos hemos centrado en las imágenes escatológicas tradicionales y populares de la discapacidad porque nos damos cuenta de cómo estructuran, aunque inconscientemente, nuestras actitudes hacia las evaluaciones de la discapacidad en el presente. He discutido a lo largo de una comprensión cada vez más diferenciada de la discapacidad en el eschaton, una más acorde con la diversidad de la vida corporal que experimentamos en el aquí y ahora. En particular, he sugerido que la doctrina cristiana de la resurrección y las creencias cristianas sobre la vida futura deben basarse en normas cristológicas para que la solidaridad encarnada de Jesús con los pobres, los oprimidos y los débiles y el cuerpo resucitado de Jesús —marcas de deterioro en sus manos y su lado— se convierten en la imagen de Dios para la humanidad, tanto ahora como en el futuro. Cuando se sitúan en esta perspectiva cristológica, aparecen otros textos escatológicos que incluyen las imágenes de la discapacidad, incluyendo las enseñanzas explícitas de Jesús sobre el banquete final como la asistencia de personas con impedimentos.

Si el juicio final divide a la humanidad en ovejas y cabras basado en parte en si han o no vivido vidas "inclusivas con la discapacidad", entonces debemos sentir una urgencia de nuestra parte en el presente para crear congregaciones, parroquias y comunidades inclusivas. Si las marcas de nuestros impedimentos no se borran simplemente en el cuerpo de la resurrección, entonces no hay necesidad de avergonzarse o de discriminar contra cuerpos alterados en el aquí y ahora. Si la debilidad es la forma preferida de revelación de Dios y definitiva del camino de la cruz, entonces los defectuosos y los impedidos deben recibir más honor ahora de lo que han disfrutado hasta ahora. Esto no quiere decir que las personas con discapacidades deban ser elevadas automáticamente como parangones de virtud —son pecadores ni más ni menos que todos los demás. El punto es dar vuelta a la tortilla en lo que ha sido la sabiduría del mundo hasta ahora, y exponer esa sabiduría como locura a la luz de la hospitalidad escatológica de Dios.

Preguntas de estudio

1. Lea 1 Corintios 15. Este es un capítulo largo, pero es fundamental para el pensamiento cristiano sobre la resurrección y la vida futura. ¿Cómo podría una lectura de la incapacidad de este capítulo comparar o contrastar con una interpretación "normada"? ¿Es nuestra encarnación importante en la

vida por venir? ¿Por qué o por qué no, según este pasaje? ¿Cuáles son las implicaciones para una teología de la discapacidad?

2. La carta a los Hebreos dice: "Por lo cual debía ser en todo semejante a sus hermanos, para venir a ser misericordioso y fiel sumo sacerdote en lo que a Dios se refiere, para expiar los pecados del pueblo. Pues en cuanto él mismo padeció siendo tentado, es poderoso para socorrer a los que son tentados" (2:17-18); y "Porque no tenemos un sumo sacerdote que no pueda compadecerse de nuestras debilidades, sino uno que fue tentado en todo según nuestra semejanza, pero sin pecado." (4:15). ¿Cómo podrían estos versículos iluminar la naturaleza de la misión y el ministerio de Cristo cuando se leen desde una perspectiva de la discapacidad?

3. ¿La presencia de las marcas de crucifixión en el cuerpo resucitado de Jesús es relevante para comprender la naturaleza de los cuerpos resucitados en general y, en caso afirmativo, de qué manera? ¿Por qué la retención de las marcas de nuestro deterioro actual en nuestros cuerpos de resurrección futuros son "malas noticias" para algunas personas? ¿Considera convincente el argumento anterior que la presencia de tales marcas puede ser un consuelo para que no haya más lágrimas? ¿Por qué o por qué no?

4. ¿Por qué debemos tomar literalmente la referencia a la presencia de los pobres, lisiados, cojos y ciegos en la Parábola del Gran Banquete (Lucas 14)? ¿Por qué generalmente estamos más inclinados a ser abiertos y receptivos a los pobres, pero no al resto de los mencionados? ¿Cómo podría nuestro entendimiento de esta parábola seriamente llevar a una transformación de nuestras iglesias y comunidades en el aquí y ahora?

5. En la enseñanza de Jesús de las ovejas y las cabras, ¿es demasiado extenso incluir a las personas "enfermas" con impedimentos y discapacidades? ¿Cómo podría la lectura de este pasaje desde una perspectiva de la discapacidad desafiar la forma en que entendemos el plan de salvación de Dios y los medios para llevarlo a cabo?

6. Piense concretamente acerca de cómo nuestras imágenes con respecto a la vida después de la muerte dan forma a nuestros valores en la vida presente. ¿Cómo la discusión en este capítulo ha desafiado los estereotipos normados con respecto a la vida de la resurrección? ¿Qué tipo de preguntas emergen una vez que admitimos que nuestros cuerpos de resurrección pueden

conservar las marcas de nuestra existencia contemporánea en lugar de no llevar tales huellas en absoluto?

7. En general, ¿cómo ha ayudado este libro a discernir la base teológica de nuestros estereotipos y sesgos contra las discapacidades en general y contra las personas con discapacidad en particular? En respuesta, explique cómo este libro le ha dado una perspectiva sobre cómo desarrollar una comprensión teológica alternativa que sea más inclusiva con las discapacidades, y le ha sugerido un conjunto de prácticas que es capaz de abarcar a todas las personas.

Epílogo

La Nueva Teología Bíblica de la Discapacidad:
¿Y Qué?

La motivación detrás de este libro ha sido confrontar las interpretaciones negativas de las imágenes bíblicas y teológicas que se han incrustado en la cultura judeocristiana y que han llevado al menosprecio de las personas con discapacidad. Aquí hemos intentado una lectura redentora de la Biblia, buscando una comprensión positiva de la discapacidad a través de la cual valorar plenamente las vidas y experiencias de todas las personas. Por lo tanto, nuestro viaje nos ha llevado desde la literatura temprana en la Biblia hebrea (comenzando con el código Levítico) a través de la literatura histórica, de sabiduría y la profética, a Jesús y los Evangelios, y Pablo y sus cartas, y las enseñanzas concernientes a la consumación escatológica de todas las cosas. A lo largo de todo, hemos argumentado que la Biblia puede ayudarnos a ver y abrazar la discapacidad como señal misteriosa de la creación providencial de Dios, y que las perspectivas de la discapacidad pueden abrir nuevas perspectivas para entender la naturaleza de Dios, cuya fuerza y sabiduría se manifiestan a través de la debilidad y la locura. Jesús se ha convertido en el paradigma de la imagen de Dios, no sólo por su sufrimiento y muerte en la cruz, sino también por su solidaridad con los débiles y las marcas de deterioro en su cuerpo resucitado. La teología de la debilidad de San Pablo también se considera que tiene profundas implicaciones para entender cómo el pueblo de Dios debe honrar a aquellos a quienes el mundo de otra manera descuidaría, si no descartar o eliminar completamente. El resultado que he intentado demostrar es que el pueblo de Dios debe ser marcado por sus debilidades de tal manera que las personas con discapacidad se conviertan en la expresión más tangible y honrada del modo de operar de Dios en un mundo en el que de otra manera se desprecian.

Hay muchas implicaciones prácticas de tal visión teológica, algunas de las cuales se han discutido en las páginas precedentes, en particular en el capítulo 4. La renovación de las prácticas discursivas de la iglesia —tanto sus creencias acerca de la discapacidad como sus formas de participar con discapacidades y las personas que las tienen. Nuestra relectura de la Biblia a través de una lente de discapacidad tiene enormes consecuencias para el discurso teológico de la iglesia, que a menudo ha sido de malas noticias en lugar de buenas noticias para personas con discapacidades. En este libro, hemos explorado varios de los enfoques teológicos que se reforman y se renuevan desde una perspectiva de la discapacidad —cristología, soteriología, eclesiología y escatología, sólo por nombrar los cuatro más obvios. Otros temas teológicos importantes han estado casi enteramente intactos —aunque las repercusiones deben ser evidentes—incluyendo las doctrinas de Dios, de la revelación, de la creación y de la providencia, de la justificación por la fe, etcétera.[1] Estoy convencido, sin embargo, de que nuestra experiencia y comprensión contemporánea de la discapacidad nos obliga a ser honestos con aquellos aspectos de la tradición teológica, particularmente en los círculos evangélicos, que han sido cómplices (aunque inconscientemente) de la marginación de las personas con discapacidad. Parte de la tarea de este libro ha sido reconocer estas colusiones y, al hacerlo, hacer posible los primeros pasos del arrepentimiento evangélico con respecto a aquellos con discapacidades que han sido ignorados (en el mejor de los casos) u oprimidos (en el peor de los casos).

Más allá del nivel teológico discursivo, sin embargo, está el nivel relacionado de las prácticas de la iglesia. Revisar una teología de la discapacidad tiene importantes consecuencias para el encuentro de la iglesia contemporánea con los desafíos del mundo en nuestro tiempo, sobre todo si la iglesia debe proclamar y dar buenas nuevas a todas las personas, especialmente a las personas con discapacidades. Yo visualizo una iglesia plenamente inclusiva — en los niveles congregacional, parroquial, comunitario y misiológico— para ser una en la que las personas con discapacidades sean honradas y en la que sean plenamente ministros junto a las personas no discapacitadas. Sin duda, en muchos casos habrá que proveer acomodamientos, pero el punto es que el Espíritu capacita a los receptores dispuestos, no sólo a aquellos que se

---

[1] En mi libro *Theology and Down Syndrome: Reimagining Disability in Late Modernity* (Waco, Tex.: Baylor University Press, 2007), discuto algunas de estas doctrinas en la Parte III.

ajustan a alguna clase de norma convencional sobre lo que significa ser un ministro del evangelio. Por lo tanto, la iglesia debe estar a la vanguardia de mostrar al mundo cómo valorar a todas las personas, cómo recibir todo el espectro de dones y cómo canalizar lo que cada uno de nosotros con nuestras capacidades diversas tiene que ofrecer a los demás.

Finalmente, sin embargo, espero que las reflexiones precedentes puedan hacer una diferencia más allá de la iglesia. Por ejemplo, ¿cómo podrían las lecturas de la Biblia argumentadas en este libro contribuir a los estudios sobre la discapacidad mientras se desarrollan en la academia más amplia? ¿Cómo podrían las ideas teológicas propuestas transformar las actitudes sociales, impactar nuestras políticas socioeconómicas y marcar una diferencia en nuestras prácticas sociales y políticas? Y, por último pero no menos importante, ¿cómo podría una forma más hospitalaria de las prácticas discursivas de la iglesia marcar la diferencia en un mundo opresivo y violento? Estas son preguntas que espero que otros que lean este libro puedan abordar de manera más sustantiva.

Apéndice

Discapacidad en Qumrán

La exclusión del código Levítico de las personas con discapacidades de servir ofrenda de sacrificio parece haber sido respetado en Qumrán alrededor del cambio de la Era Común. Dentro del texto "La Regla Mesiánica" conservado entre los Rollos del Mar Muerto, hay un pasaje que dice lo siguiente:

> Y ningún hombre herido por ninguna inmundicia humana entrará en la asamblea de Dios; ningún hombre herido con alguno de ellos será confirmado en su cargo en la congregación. Ningún hombre herido en su carne, o paralizado en sus pies o manos, o cojo, o ciego, o sordo, o mudo, o herido en su carne con una mancha visible; ningún hombre viejo y tambaleante incapaz de permanecer inmóvil en medio de la congregación; ninguno de ellos vendrá a ocupar cargos en la congregación de los hombres de renombre, porque los ángeles de santidad están [con] su [congregación]. Si [uno] de ellos tiene algo que decir al Consejo de Santidad, que se pregunte en privado; pero que no entre [en la congregación], porque está herido.[1]

Para una discusión más amplia sobre la discapacidad en la comunidad de Qumrán, ver Johanna Helena Wilhelmina Dorman, "The 'Blemished Body': Deformity and Disability in the Qumran Scrolls," Ph.D. diss., University of Groningen, 2007. Este texto está disponible en http://dissertations.ub.rug.nl/faculties/theology/2007/j.h.w.dorman/. Se accedió por última vez el 5 de enero de 2010.

---

[1] Véase Geza Vermes, *The Complete Dead Sea Scrolls in English* (New York: Penguin, 1997), pág. 159; corchetes en el original.

Para más lecturas

Abrams, Judith Z. *Judaism and Disability: Portrayals in Ancient Texts from the Tanach through the Bavli*. Washington, D.C.: Gallaudet University Press, 1998.

Avalos, Hector, Sarah J. Melcher, and Jeremy Schipper, eds. *This Abled Body: Rethinking Disabilities in Biblical Studies*. Atlanta: Society of Biblical Literature, 2007.

Bishop, Marilyn E., ed. *Religion and Disability: Essays in Scripture, Theology, and Ethics*. Kansas City: Sheed & Ward, 1995.

Black, Kathy. *A Healing Homiletic: Preaching and Disability*. Nashville: Abingdon Press, 1996.

Block, Jennie Weiss. *Copious Hosting: A Theology of Access for People with Disabilities*. New York and London: Continuum, 2000.

Browne, Elizabeth J. *The Disabled Disciple:Ministering in a Church without Barriers*. Liguori, Mo.: Liguori Publications, 1997.

Chryssavgis, John. *The Body of Christ: A Place of Welcome for People with Disabilities*. Minneapolis: Light & Life Publishing, 2002.

Creamer, Deborah Beth. *Disability and Christian Theology: Embodied Limits, Constructive Possibilities*. Oxford: Oxford University Press, 2009.

Dawn, Marva J. Powers, *Weakness, and the Tabernacling of God*. Grand Rapids and Cambridge, U.K.: Wm. B. Eerdmans, 2001.

Eiesland, Nancy L. *The Disabled God: Toward a Liberatory Theology of Disability*. Nashville: Abingdon Press, 1994.

Eiesland, Nancy L., and Don E. Saliers, eds. *Human Disability and the Service of God: Reassessing Religious Practice*. Nashville: Abingdon Press, 1998.

Fritzson, Arne, and Samuel Kabue. *Interpreting Disability: A Church of All and for All*. Geneva: WCC Publications, 2004.

Greene-McCreight, Kathryn. *Darkness Is My Only Companion: A Christian Response to Mental Illness*. Grand Rapids: Brazos Press, 2006.

Hauerwas, Stanley. *Suffering Presence: Theological Reflections on Medicine, the Mentally Handicapped, and the Church*. Notre Dame: University of Notre Dame Press, 1986.

Hitching, Roger. *The Church and Deaf People: A Study of Identity, Communication, and Relationships with Special Reference to the Ecclesiology of Jürgen Moltmann*. Milton Keynes, U.K., and Waynesboro, Ga.: Paternoster, 2004.

Holden, Lynn. *Forms of Deformity*. Sheffield, U.K.: Journal for Study of the Old Testament Press, 1991.

Hull, John M. *In the Beginning There Was Darkness: A Blind Person's Conversations with the Bible*. Harrisburg, Pa.: Trinity Press International, 2001.

Lewis, Hannah. *Deaf Liberation Theology*. Burlington, Vt., and Aldershot, U.K.: Ashgate, 2007.

McCloughry, Roy, and Wayne Morris. *Making a World of Difference: Christian Reflections on Disability*. London: SPCK, 2002.

Merrick, Lewis H., ed. *And Show Steadfast Love: A Theological Look at Grace, Hospitality, Disabilities, and the Church*. Louisville: Presbyterian Publishing House, 1993.

Monteith, W. Graham. *Deconstructing Miracles: From Thoughtless Indifference to Honouring Disabled People*. Glasgow and Edinburgh: Covenanters Press, 2005.

Morris, Wayne. T*heology with Words: Theology in the Deaf Community*. Burlington, Vt., and Aldershot, U.K.: Ashgate, 2008.

Nouwen, Henri J. M. Adam, *God's Beloved*. Maryknoll, N.Y.: Orbis Books, 1997.

Okhuisjen, Gijs, and Cees van Opzeeland. *In Heaven There Are No Thunderstorms: Celebrating the Liturgy with Developmentally Disabled People*. Translated by G. P. A. van Daelen. Collegeville, Minn.: Liturgical Press, 1992.

Olyan, Saul. *Disability in the Hebrew Bible: Interpreting Mental and Physical Differences*. Cambridge: Cambridge University Press, 2008.

Pailin, David A. *A Gentle Touch: From a Theology of Handicap to a Theology of Human Being*. London: SPCK, 1992.

Raphael, Rebecca. *Biblical Corpora: Representations of Disability in Hebrew Biblical Literature. Library of Hebrew Bible/Old Testament Studies 445*. New York and London: T&T Clark, 2008.

Reinders, Hans S. *Receiving the Gift of Friendship: Profound Disability, Theological Anthropology, and Ethics*. Grand Rapids: Wm. B. Eerdmans, 2008.

Reynolds, Thomas E. *Vulnerable Communion: A Theology of Disability and Hospitality*. Grand Rapids: Brazos Press, 2008.

Schipper, Jeremy. *Disability Studies and the Hebrew Bible: Figuring Mephibosheth in the David Story*. New York: T&T Clark, 2006.

Swinton, John, ed. *Critical Reflections on Stanley Hauerwas' Theology of Disability: Disabling Society, Enabling Theology*. Binghamton, N.Y.: Haworth Pastoral Press, 2004.

Webb-Mitchell, Brett. *Dancing with Disabilities: Opening the Church to All God's Children*. Cleveland: United Church Press, 1996.

———. *Unexpected Guests at God's Banquet: Welcoming People with Disabilities into the Church*. New York: Crossroad, 1994.

Yong, Amos. *Theology and Down Syndrome: Reimagining Disability in Late Modernity*. Waco, Tex.: Baylor University Press, 2007.

Young, Frances. *Face to Face: A Narrative Essay in the Theology of Suffering*. Edinburgh: T&T Clark, 1990.

Young, Frances M., ed. *Encounter with Mystery: Reflections on L'Arche and Living with Disability*. London: Darton, Longman & Todd, 1997.

www.ingramcontent.com/pod-product-compliance
Lightning Source LLC
Chambersburg PA
CBHW031200270326
41931CB00006B/353